G. Schmitt

Pflege sicher und professionell dokumentieren

Günter Schmitt

Pflege sicher und professionell dokumentieren

Pflegeberichte – Leistungsnachweise – Dokumentationsbögen

1. Auflage

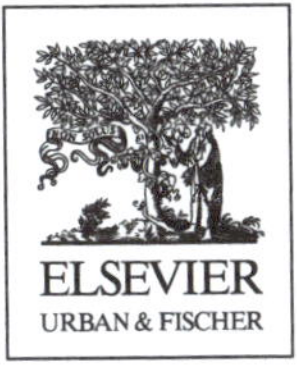

URBAN & FISCHER München

Zuschriften und Kritik an:
Elsevier GmbH, Urban & Fischer Verlag, Hackerbrücke 6, 80335 München
E-Mail: pflege@elsevier.com

Wichtiger Hinweis für den Benutzer
Die Erkenntnisse in Pflege und Medizin unterliegen laufendem Wandel durch Forschung und klinische Erfahrungen. Die Autoren dieses Werkes haben große Sorgfalt darauf verwendet, dass die in diesem Werk gemachten therapeutischen Angaben (insbesondere hinsichtlich Indikation, Dosierung und unerwünschten Wirkungen) dem derzeitigen Wissensstand entsprechen. Das entbindet den Nutzer dieses Werkes aber nicht von der Verpflichtung, anhand der Beipackzettel zu verschreibender Präparate zu überprüfen, ob die dort gemachten Angaben von denen in diesem Buch abweichen und seine Verordnung in eigener Verantwortung zu treffen.

Bibliografische Information der Deutschen Nationalbibliothek
Die Deutsche Nationalbibliothek verzeichnet diese Publikation in der Deutschen Nationalbibliografie; detaillierte bibliografische Daten sind im Internet unter http://dnb.ddb.de abrufbar.

1. Auflage 2011

Der Urban & Fischer Verlag ist ein Imprint der Elsevier GmbH.

25 26 27 28 10 9 8 7

Um den Textfluss nicht zu stören, wurde bei Patienten und Berufsbezeichnungen die grammatikalisch maskuline Form gewählt. Selbstverständlich sind in diesen Fällen immer Frauen und Männer gemeint.

Planung: Andrea Kurz, München
Lektorat: Dagmar Wiederhold, München
Redaktion: Ute Villwock, Heidelberg
Herstellung: Erika Baier, München
Satz: Mitterweger & Partner, Plankstadt
Druck und Bindung: Dimograf, Bielsko-Biała/Polen
Umschlaggestaltung: SpieszDesign, Neu-Ulm

ISBN: 978-3-437-28670-4

Aktuelle Informationen finden Sie im Internet unter
www.elsevier.de und **www.elsevier.com**

Vorwort

In „Pflege dokumentieren“ finden Sie, geordnet nach Pflegehandlungen und -beobachtungen, alles, was Sie nach „getaner Arbeit“ dokumentieren müssen. Unter den einzelnen Dokumentationsbögen stehen stichpunktartig die Fakten, die jeweils einzutragen bzw. abzuhaken sind. Außerdem gibt Ihnen das Buch Hilfe bei der Formulierung des Pflegeberichtes.
Leider sind die Dokumentationssysteme in Deutschland nicht einheitlich. Verschiedene Eintragungen können an unterschiedlichen Stellen hinterlegt werden. Wichtig ist eine haus- bzw. unternehmenseinheitliche Vorgehensweise, wie sie z. B. in einem Dokumentationshandbuch oder in einem Qualitätshandbuch beschrieben sein kann. Auch Standards und Verfahrensanweisungen eignen sich dafür, verbindliche Vorgaben zu erstellen.
Im Folgenden finden Sie eine kurze Beschreibung zu den einzelnen Dokumentationsbögen, wie sie im Buch verwendet werden. Außerdem sind alternative Bezeichnungen für den jeweiligen Dokumentationsbogen aufgeführt.

Übersicht über eingesetzte Dokumentationsbögen

Kommunikation Pflege – Arzt

In dieses Dokument werden Fragen an den Arzt formuliert und dessen Anordnungen festgehalten. Die Anordnungen werden dann von den Pflegenden in das Formular „Ärztliches Verordnungsblatt“ übertragen und dem Arzt zur Unterschrift vorgelegt.
Alternative Bezeichnungen:

- Ärztliche Kommunikation
- Fragen an den Arzt

Ärztliches Verordnungsblatt

In diesem Dokumentationsbogen werden ärztliche Anordnungen zu Medikamenten und zur medizinischen Pflege erfasst und vom Arzt unterschrieben. Diese Anordnungen stellen eine Delegation ärztlicher Tätigkeiten an das Pflegepersonal dar.
In der Regel wird der Arzt, wenn er vor Ort ist, die Eintragung selbst vornehmen. Bei einer telefonischen Anordnung oder auf dem Fax-Weg wird die Pflegekraft die Verordnung im Dokument als „telefonische“ bzw. „Fax-Anordnung“ festhalten und bei einer späteren Visite vom Arzt abzeichnen lassen.
Je gefahrengeneigter die Tätigkeit ist, umso dringlicher ist die Überlegung, eine Anordnung per Faxvorlage und Unterschrift des Arztes zu erbitten.
Alternative Bezeichnungen:

- Ärztliche Verordnung
- Ärztlicher Verordnungsbogen
- Ärztliche Anordnungen
- Verordnungsblatt
- Medizinische Versorgung

- Medikamente
- Medikamentenblatt

Medizinische Pflege

Die Durchführung ärztlich verordneter Maßnahmen wird – möglichst zeitnah – auf diesem Bogen mit Datum und Handzeichen dokumentiert.
Alternative Bezeichnungen:

- Durchführungsnachweis
- Behandlungspflege
- Durchführungsnachweis Behandlungspflege
- Leistungsnachweis Behandlungspflege
- Behandlungspflegenachweis
- Nachweis über die Durchführung ärztlicher Verordnungen

Vitalwerteblatt

Das Vitalwerteblatt ermöglicht die Dokumentation von Blutdruck, Puls, Temperatur, Gewicht, Body Mass Index (BMI), Blutzuckerwerten und ggf. Stuhlgang und Schmerzen. Alle gemessenen Vitalwerte werden mit Datum, Uhrzeit und Handzeichen erfasst.
Alternative Bezeichnungen:

- Vitalwerte
- Vitalwertebogen
- Vitalzeichenkontrolle

Für die Dokumentation der Vitalwerte bei häufiger Messung, z. B. bei einer akuten Verschlechterung des Patienten/Bewohners:

- Überwachungsbogen
- Überwachungen

Bilanzierungsbogen

Im Bilanzierungsbogen werden Flüssigkeitszufuhr und -ausfuhr aufgeschrieben, so dass – meist am Ende des Tages – eine Bilanz aufgestellt werden kann.
Alternative Bezeichnungen:

- Bilanzbogen
- Flüssigkeitsbilanz
- Flüssigkeitsbilanzblatt
- Flüssigkeitsaufnahme

Bewegungsbogen

Bei Patienten/Bewohnern, die in ihrer Bewegung eingeschränkt sind und Hilfe bei der Mobilisation benötigen, wird ein Bewegungsbogen geführt. Aufgeführt werden Lagewechsel und Bewegungsressourcen.
Alternative Bezeichnungen

- Bewegungs-/Lagerungsplan (und Protokoll)
- Lagerungs-/Bewegungsnachweis
- Lagerungsschema
- Lagerungsplan
- Bewegungsnachweis

Cohen-Mansfield-Skala

Die Cohen-Mansfield-Skala dokumentiert herausforderndes Verhalten.

Dekubitusrisikoskala

Bei dekubitusgefährdeten Patienten/Bewohnern erfolgt regelmäßig (nach Vorgaben der Einrichtung, in der Regel alle 4–6 Wochen) und bei akuten Veränderungen eine Erfassung der Dekubitusgefährdung mittels Risikoskala. Die am häufigsten verwendeten Skalen sind die Braden-Skala und die (erweiterte) Norton-Skala.
Alternative Bezeichnungen:
- Skala zur Erhebung des Dekubitusrisikos
- Dekubitusrisikoerkennung

Ernährungs- und Applikationsplan

Zur Dokumentation der oral bzw. enteral aufgenommen Nahrung, auch bei Sondenapplikation, wird ein Ernährungs- und Applikationsplan geführt.
Alternative Bezeichnungen:
- Trink-/Ernährungsplan und Protokoll
- Ernährungs-, Trinkprotokoll
- Enterale Ernährung
- Orale Ernährung

Fixierungsprotokoll

Im Falle einer Fixierung ist das Führen eines Fixierungsprotokolls wichtig.
Alternative Bezeichnung:
- Nachweis freiheitsbeschränkender Maßnahmen

Glasgow-Komaskala

Die Glasgow-Komaskala dient zur Einschätzung von Bewusstseinsstörungen.

Inkontinenzanamnese

Um gezielt Maßnahmen zur Kontinenzförderung ergreifen zu können, wird bei inkontinenten Patienten/Bewohnern eine spezielle Inkontinenzanamnese durchgeführt.
Alternative Bezeichnung:
- Kontinenzförderung

Kopfschmerztagebuch

Bei häufig auftretenden Kopfschmerzen, z. B. Migräne kann ein Kopfschmerztagebuch geführt werden.

Miktionsprotokoll

Im Miktionsprotokoll werden alle mit der Miktion in Zusammenhang stehenden Ereignisse über einen bestimmten Zeitraum dokumentiert:
Alternative Bezeichnung:
- Ausscheidungen

Mini-Mental-Status-Test

Der Mini-Mental-Status-Test dient zur Feststellung und Verlaufskontrolle kognitiver Defizite, u. a. bei Demenzerkrankungen.
Alternative Bezeichnung:
- Geriatrisches Demenzassessment

Screening nach Expertenstandard „Orale Ernährung"

Das Screening dient einer ersten systematischen Einschätzung des Ernährungsverhaltens, um Mangelernährungen frühzeitig zu identifizieren. Als Instrument wird z. B. das Mini Nutritional Assessment (MNA) genutzt.

Assessment nach Expertenstandard „Orale Ernährung"

Dieses Formular wird für eine genauere Risikoeinschätzung einer Mangelernährung eingesetzt.
Alternative Bezeichnungen:
- Ernährungsstatus
- Risiko Nahrungs-/Flüssigkeitsmangel

Protokoll Anfallsbeobachtung

In diesem Protokoll wird das Verhalten des Patienten/Bewohners während eines Krampfanfalls dokumentiert.
Alternative Bezeichnung:
- Krampfprotokoll

Schmerzerfassungsbogen

Der Schmerzerfassungsbogen dient der systematischen Einschätzung des Schmerzes. Hieraus werden Maßnahmen der Schmerzreduzierung abgeleitet.
Alternative Bezeichnungen:
- Schmerzerhebungsbogen
- Schmerzerfassung für Menschen mit kognitiven Einschränkungen (nach ECPA)
- Schmerzeinschätzung

Schmerzverlaufsbogen

Im Schmerzverlaufsbogen werden die regelmäßig z. B. mit einer numerischen Schmerzskala eingeschätzte Schmerzintensität und weitere schmerzbedingte Symptome dokumentiert.
Alternative Bezeichnungen:
- Schmerzverlaufsprotokoll
- Schmerzprotokoll

Sturzrisikoerfassungsbogen

Anhand von Risikofaktoren, im Expertenstandard Sturzprophylaxe aufgeführt, kann eine Einschätzung der Sturzgefahr beim Patienten/Bewohner vorgenommen werden.
Alternative Bezeichnungen:
- Sturzrisikoeinschätzung
- Sturzrisikobeurteilung
- Sturzrisikoerkennung
- Sturzprophylaxe

Sturzereignisprotokoll

Ein Sturzereignisprotokoll dient dem standardmäßigen Protokollieren von Stürzen und deren Folgen.
Alternative Bezeichnungen:

- Sturzdokumentation
- Sturzkalender

Stuhlprotokoll

Bei Stuhlinkontinenz kann zur Dokumentation des Stuhlgangs ein Stuhlprotokoll geführt werden.
Alternative Bezeichnung:

- Defäkationsprotokoll

Wunddokumentationsbogen

Bei Vorliegen einer Wunde und ärztlich verordneter Wundversorgung erfolgt die Dokumentation über Wundversorgung und Heilungsverlauf in diesem Dokumentationsformular.
Alternative Bezeichnungen:

- Wunddokumentation
- Wundversorgungsblatt

Pflegenachweis

Alle erbrachten pflegerischen Leistungen werden zeitnah im Pflegenachweis mit Handzeichen unter dem jeweiligen Tag/Datum bestätigt. Ärztlich verordnete (behandlungspflegerische) Leistungen werden im Formular „Medizinische Pflege" dokumentiert.
Alternative Bezeichnungen:

- Grundpflegenachweis Frühdienst/Spätdienst/Nachtdienst
- Grundpflege Frühdienst/Spätdienst/Nachtdienst/alle 3 Schichten
- Leistungsnachweis Grundpflege
- Maßnahmenbestätigung
- Maßnahmen Frühdienst/Spätdienst/Nachtdienst
- Pflege- und Hilfenachweis
- Durchführungsprotokoll
- Körperpflege

Pflegebericht

Die Eintragungen im Pflegebericht werden konkret und kurz formuliert und mit Datum, Uhrzeit und Handzeichen vorgenommen. Sie erfolgen chronologisch und möglichst zeitnah. Im Pflegebericht werden nicht die Maßnahmen selbst aufgeführt – diese werden im Pflegenachweis bestätigt – sondern

- der Zustand des Patienten/Bewohners beschrieben
- Besonderheiten und Abweichungen bei der Durchführung von Pflegemaßnahmen aufgeführt
- die Wirkung der Pflegemaßnahmen auf den Patienten/Bewohner vermerkt

Nicht für jede Schicht muss eine Eintragung vorgenommen werden. Sätze wie „Nichts Besonderes", „Keine besonderen Vorkommnisse" usw. sind zu vermeiden.
Alternative Bezeichnungen:
- Pflegeverlaufsbericht
- Berichte
- Berichteblatt
- Berichte mit Evaluation

Übergabe
Während der Übergabe werden weitere wichtige Informationen an die Kollegen der folgenden Schicht übergeben.

Der Autor

Günter Schmitt ist examinierter Krankenpfleger, Fachkrankenpfleger für Anästhesie und Intensivpflege, Lehrer für Pflegeberufe, Qualitätsmanagementbeauftragter und Pflegedienstleiter einer stationären Altenpflegeeinrichtung. Seit 15 Jahren arbeitet er als selbstständiger Dozent für verschiedene Weiterbildungseinrichtungen der Kranken- und Altenpflege sowie für Hochschulen, Studieninstitute, Reha-Kliniken und Hospizvereine. Außerdem war Günter Schmitt als Drehbuchautor und als Spieleerfinder bei der Arbeitsgruppe „Spritzige Pflegespiele" tätig.

Inhaltsverzeichnis

Abkürzungsverzeichnis

A	Assistenz
bzw.	beziehungsweise
ca.	zirka
DK	Dauerkatheter
ggf.	gegebenenfalls
kg	Kilogramm
Min.	Minuten
ml	Milliliter
PEG	Perkutane endoskopische Gastrostomie
PEJ	Perkutane endoskopische Jejunostomie
s. c.	subkutan (unter die Haut)
Std.	Stunde
TÜ	Teilübernahme
v. a.	vor allem
VÜ	vollständige Übernahme
z. B.	zum Beispiel

Kommunikation Pflege – Arzt

- Arzt informiert
- Fragen/Mitteilungen an Arzt
- Mitteilungen/Anordnungen vom Arzt
- Bereitschaftsarzt, Notarzt, Krankenwagen
- Ggf. Einweisung in Klinik

Ärztliches Verordnungsblatt

- Medikamentenänderungen
  - Applikationsform
  - Vollständiger Medikamentenname
  - Dosierung mit tageszeitlicher Zuordnung
- Für Bedarfsmedikation festlegen lassen
  - Einzeldosis
  - Tageshöchstmenge
  - Genaue Indikationsstellung

Medizinische Pflege

- Vitalwertkontrolle
- Medikamentengabe

Vitalwerteblatt

- Blutdruck
- Puls
- Atmung
- Temperatur

Cohen-Mansfield-Skala

→ Aggressivität

Sturzrisikoerfassungsbogen

- Ermittlung Sturzrisiko

Pflegenachweis

- Waschen ganz/Teilwaschung, VÜ, TÜ, A
- Umkleiden VÜ, TÜ, A
- Transfer
- Inkontinenzwechsel

Pflegebericht

Was habe ich beobachtet?

Beobachtbare Symptome:

- Körperlicher Art:
  - Frieren, Schwitzen, Schweißausbrüche
  - Zittern
  - Unruhe
  - Getriebenes Umherlaufen
- Psychischer Art:
  - Nervosität
  - Konzentrationsschwäche
  - → Aggressivität
  - Orientierungsstörungen
  - Halluzinationen

Äußerungen des Patienten/Bewohners:

- „Ich halte das nicht aus."
- „Ich brauche einen Schnaps."
- „Geben Sie mir etwas zu trinken!"
- „Mir ist so heiß."

Wie haben die Maßnahmen gewirkt?

- Patient/Bewohner ruhiger
- Patient/Bewohner schläft
- Äußert keine Angst
- Wirkt weniger ängstlich
- Aggressivität weiter vorhanden, nochmals Arzt informiert
- Bewohner schwitzt weniger

Formulierungsbeispiel

Frau U. zittert stark, schwitzt, läuft aufgeregt im Zimmer hin und her. Nach Medikamentengabe deutlich ruhiger. Hat mehrmals gesagt, dass sie einen Schnaps braucht.

Übergabe

- **Überprüfungsintervall:** nach Arztanordnung nach Patient/Bewohner sehen
- **Weiterführende Maßnahmen für die nächste Schicht:** Vitalzeichenkontrolle; Information der Angehörigen, Betreuer, Bezugspersonen
- **Arztanordnungen:** z. B. Krankenhauseinweisung

Kommunikation Pflege – Arzt
- Fragen/Mitteilungen an Arzt
- Mitteilungen/Anordnungen vom Arzt
- Absaugen
  - Häufigkeit, z. B. alle 2 Stunden
  - Art (oral, nasal, tracheal)
  - Katheterdicke und ggf. -länge

Ärztliches Verordnungsblatt
- Schleimlösende Medikamente (regelmäßig oder als Bedarfsmedikation)
  - Applikationsform
  - Vollständiger Medikamentenname
  - Dosierung mit tageszeitlicher Zuordnung
- Für Bedarfsmedikation festlegen lassen
  - Einzeldosis
  - Tageshöchstmenge

Medizinische Pflege
- Absaugen
- Vitalwertkontrolle
- Medikamentengabe

Vitalwerteblatt
- Blutdruck
- Puls
- Atemfrequenz

Pflegenachweis
- Mundpflege

Pflegebericht

Was habe ich beobachtet?

Beobachtbare Symptome:
- Extreme Verschleimung
- Fehlende Kraft zum Abhusten
- Abwehrreaktionen erkennbar
- Verletzungszeichen wie Blutbeimengung
- Beschaffenheit des abgesaugten Materials:
  - Konsistenz
  - Farbe
  - Beimengungen
  - Geruch
- Atemgeräusche davor und danach:
  - Ohne
  - Rasseln
  - Brodeln
  - Giemen
  - Brummen
  - Pfeifen
  - Röcheln
- Atemfrequenz davor und danach:
  - Normal
  - Sehr schnell
  - Verlangsamt
- Atemintensität davor und danach:
  - Normal tief
  - Flach
  - Vertieft

Äußerungen des Patienten/Bewohners:
- „Der Schlauch im Hals ist sehr unangenehm."
- „Danach bekomme ich besser Luft."
- Angst
- Unsicherheit

Wie haben die Maßnahmen gewirkt?

- Patient/Bewohner bekommt besser Luft
- Rasselgeräusch ist nach Absaugen verschwunden oder besser
- Atmung nicht gebessert, nochmals Arzt informiert
- Nachblutung hat aufgehört

Formulierungsbeispiel

Heute früh sehr verschleimt, hustet immer wieder, kann Sekret nicht abhusten. Absaugen: Sekret ist zähflüssig und gelblich. Seit Absaugen ruhige Atmung.

Übergabe

- **Überprüfungsintervall:** Festlegen, wann Atmung des Patienten/Bewohners zu kontrollieren ist
- **Weiterführende Maßnahmen für die nächste Schicht:** Information, Beratung und Schulung der Angehörigen, Betreuer, Bezugspersonen
- **Arztanordnungen:** Anordnung zum Absaugen (z. B. wie oft), ggf. Schleim lösende Medikamente

Kommunikation Pflege – Arzt

- Arzt informiert
- Fragen/Mitteilungen an Arzt
- Mitteilungen/Anordnungen vom Arzt
- Bereitschaftsarzt, Notarzt, Krankenwagen
- Ggf. Einweisung in psychiatrische Klinik

Ärztliches Verordnungsblatt

- Beruhigende Medikamente (regelmäßig oder als Bedarfsmedikation)
  - Applikationsform
  - Vollständiger Medikamentenname
  - Dosierung mit tageszeitlicher Zuordnung
- Für Bedarfsmedikation festlegen lassen
  - Einzeldosis
  - Tageshöchstmenge
  - Genaue Indikationsstellung

Medizinische Pflege

- Vitalwertkontrolle
- Medikamentengabe

Vitalwerteblatt

- Blutdruck
- Puls
- Temperatur

Cohen-Mansfield-Skala

- Schlagen (auch sich selbst)
- Treten
- Anfassen Anderer (mit schmutziger Hand)
- Stoßen (mit Gefahr von Stürzen)
- Werfen mit harten Gegenständen
- Beißen
- Kratzen/Kneifen
- Bespucken Anderer
- Zerreißen von Kleidungsstücken oder Zerstören des eigenen oder fremden Eigentums
- Sexuelle körperliche Annährungsversuche
- Eindringen in fremde Räume/Liegen in fremden Betten
- Inadäquates Anziehen/Ausziehen
- Gefährdung durch Weglaufen
- Absichtlich fallen lassen
- Essen oder trinken ungeeigneter Substanzen
- Nahrungsverweigerung
- Urinieren/Einkoten in den Wohnräumen
- Verstecken/Verlegen und/oder Sammeln von Gegenständen aus fremden Zimmern
- Ausführen von Manierismen (Klopfen, Klatschen)
- Intensive Beweglichkeit, extrem aufdringlich oder störend, verbal nicht beeinflussbar
- Gefährden anderer durch Fehlhandlungen (Zerren aus dem Bett durch Bettgitter)
- Ständiges, nicht beeinflussbares Suchen nach Zuwendung oder Hilfe
- Ausgeprägte Antriebsstörungen wie Apathie, ausgeprägtes Rückzugverhalten, „Insichgekehrtsein“
- Starke Antriebslosigkeit liegen vor (nein/ja, kurz beschreiben)

Sturzrisikoerfassungsbogen

- Ermittlung Sturzrisiko

Fixierungsprotokoll

- → Fixierung

Pflegenachweis

- Waschen ganz/Teilwaschung, VÜ, TÜ, A
- Umkleiden VÜ, TÜ, A
- Transfer
- Inkontinenzwechsel VÜ, TÜ, A

Pflegebericht

Was habe ich beobachtet?

Beobachtbare Symptome:

- → Cohen-Mansfield-Skala

Äußerungen des Patienten/Bewohners:

- Drohungen
- Beschimpfungen
- Beleidigungen
- Fluchen
- Anhaltendes Schreien
- Verbale Aggressivität
- Wiederholte Fragen
- Klagen
- Ungewöhnliche Geräuschproduktion wie Stöhnen oder eigenartiges Lachen

Was habe ich getan?

- Validierende Gespräche geführt
- Deeskalierendes Verhalten gezeigt

Wie haben die Maßnahmen gewirkt?

- Aggressivität ist gemindert
- Patient/Bewohner ist ruhiger
- Patient/Bewohner ist weiter aggressiv, noch einmal Arzt informiert
- Vitalwerte sind stabil

Formulierungsbeispiele

Herr I. schreit laut „Hauen Sie ab“ und wirft mit Schuh, schimpft „Was ist das für ein Scheißladen hier.“ Nach 1 Std. ruhiger, schläft.

Übergabe

- **Überprüfungsintervall:** Festlegen, wann nach Patient/Bewohner zu sehen ist
- **Weiterführende Maßnahmen für die nächste Schicht:** Information der Angehörigen, Betreuer, Bezugspersonen
- **Arztanordnungen**: Bedarfsmedikamente, Fixierung angeordnet, ggf. Krankenhauseinweisung vorbereiten

Kommunikation Pflege – Arzt

- Arzt informiert
- Fragen/Mitteilungen an Arzt
- Mitteilungen/Anordnungen vom Arzt

Ärztliches Verordnungsblatt

- Medikamentenänderungen
  - Applikationsform
  - Vollständiger Medikamentenname
  - Dosierung mit tageszeitlicher Zuordnung
- Für Bedarfsmedikation festlegen lassen
  - Einzeldosis
  - Tageshöchstmenge
  - Genaue Indikationsstellung

Medizinische Pflege

- Vitalwertkontrolle
- Medikamentengabe

Vitalwerteblatt

- Blutdruck
- Puls
- Temperatur
- Gewicht
- BMI
- Blutzucker

Bewegungsbogen

- Lagewechsel:
  - Zeitpunkt
  - Lagerungsart
  - Hilfsmittel
- Bewegungsfähigkeit des Patienten/Bewohners

Bilanzierungsbogen

- Einfuhr:
  - Getränke
  - Flüssige Speisen, z. B. Suppe
  - Sondernahrung, z. B. Astronautenkost
  - Sondenkost
  - Tee bzw. Wasser zum Sondenspülen
  - Infusionen, z. B. s. c.
- Ausfuhr:
  - Urin (ggf. Inkontinenzprodukte wiegen)
  - Durchfall (ggf. Inkontinenzprodukte wiegen)
  - Sekrete in Drainagen
  - Blut bei starken Blutungen

Screening/Assesssment zum Expertenstandard „Orale Ernährung"

- Festhalten der tatsächlichen Essensmenge nach Möglichkeit mit Nährwertberechnung

Dekubitusrisikoskala

- Braden-Skala:
  - Sensorisches Empfindungsvermögen (Fähigkeit, adäquat auf druckbedingte Beschwerden zu reagieren)
  - Feuchtigkeit (Ausmaß, in dem die Haut Feuchtigkeit ausgesetzt ist)
  - Aktivität (Fähigkeit, die Position zu wechseln und zu halten)
  - Ernährung (Ernährungsgewohnheiten)
  - Reibung und Scherkräfte

Sturzrisikoerfassungsbogen

- Ermittlung Sturzrisiko

Pflegenachweis

- Waschen ganz/Teilwaschung VÜ, TÜ, A
- Umkleiden VÜ, TÜ, A
- Transfer
- Inkontinenzwechsel
- Unterstützung beim Essen und Trinken VÜ, TÜ, A

Pflegebericht

Was habe ich beobachtet?

Beobachtbare Symptome:

- Konstitution
- Körperhygiene
- Mobilität
- Aktivität
- Fähigkeit zur Selbstversorgung
- Körperlicher (physischer) Allgemeinzustand
- Geistiger (psychischer) Allgemeinzustand
- Seelischer (emotionaler) Allgemeinzustand

Äußerungen des Patienten/Bewohners:

- „Mir ist alles zu viel."
- „Ich fühle mich so schwach."
- „Das Leben ist so hart."
- Angst
- Unsicherheit

Was habe ich getan?

- Für Mobilisation und Bewegung (auch an frischer Luft) gesorgt
- Für ausreichende und anregende Beschäftigung gesorgt

Wie haben die Maßnahmen gewirkt?

- Aktivität hat zugenommen
- Selbstständigkeit ist gebessert

Formulierungsbeispiel

Klagt über Müdigkeit, sagt, er sei zu schwach zum Aufstehen. Kompromiss: Saß zum Mittagessen 15 Min. im Stuhl, danach: „Das hat mir richtig gut getan."

Übergabe

- **Überprüfungsintervall:** Festlegen, wann nach Patient/Bewohner zu sehen ist
- **Weiterführende Maßnahmen für die nächste Schicht:** Information der Angehörigen, Betreuer, Bezugspersonen
- **Arztanordnungen:** ggf. Medikamentenänderung

Kommunikation Pflege – Arzt

- Arzt informiert
- Fragen/Mitteilungen an Arzt
- Mitteilungen/Anordnungen vom Arzt

Ärztliches Verordnungsblatt

- Angstlösende Medikamente (regelmäßig oder als Bedarfsmedikation)
  - Applikationsform
  - Vollständiger Medikamentenname
  - Dosierung mit tageszeitlicher Zuordnung
- Für Bedarfsmedikation festlegen lassen
  - Einzeldosis
  - Tageshöchstmenge
  - Genaue Indikationsstellung

Medizinische Pflege

- Vitalwertkontrolle
- Medikamentengabe

Vitalwerteblatt

- Blutdruck
- Puls
- Atemfrequenz
- Temperatur

Cohen-Mansfield-Skala

→ Aggressivität

Pflegenachweis

- Waschen ganz/Teilwaschung, VÜ, TÜ, A
- Umkleiden VÜ, TÜ, A
- Transfer
- Inkontinenzwechsel VÜ, TÜ, A

Pflegebericht

Was habe ich beobachtet?

Beobachtbare Symptome:

- Körperlicher Art:
  - Angstverzerrtes Gesicht
  - Schweißausbrüche/Fieber
  - Kurzatmigkeit
- Psychischer Art:
  - Nervosität
  - Konzentrationsschwäche
  - Orientierungsstörungen
  - Halluzinationen

Äußerungen des Patienten/Bewohners:

- „Ich halte das nicht aus."
- „Mir ist so heiß."
- Innere Unruhe
- Verstummen

Was habe ich getan?

- Validierende Gespräche geführt

Wie haben die Maßnahmen gewirkt?

- Angst reduziert
- Konnte seine Angst mitteilen, ihm geht es jetzt besser
- Zusätzliche Hilfsangebote organisiert

Formulierungsbeispiel

Ist sehr erschrocken, als ich in sein Zimmer kam. Vorm Blutzuckermessen zog er den Finger zurück, hastige Atmung. Angst, weil Stechen weh tut. Tägliches Messen noch nötig? Bitte mit Arzt klären.

Übergabe

- **Überprüfungsintervall:** Festlegen, wann nach Patient/Bewohner zu sehen ist
- **Weiterführende Maßnahmen für die nächste Schicht:** angstauslösende Situation möglichst vermeiden, Gesprächswünsche des Patienten/Bewohners mit Pflegenden, Angehörigen, Seelsorger
- **Arztanordnungen:** Bedarfsmedikation

Dokumentationsbogen

- Falls eigener Bogen existiert, sonst in Anamnese oder laut Absprache/Anweisung

Pflegebericht

Was habe ich beobachtet?

Beobachtbare Symptome:

- Patient/Bewohner hört zu und ist kooperativ
- Patient/Bewohner hat die Anleitung verstanden
- Patient/Bewohner demonstriert praktisch, was er dazu gelernt hat

Was habe ich dem Patient/Bewohnern und oder Angehörigen, Bezugsperson mitgeteilt:

- Themengebiet
- Krankheitsbild
- Ursache
- Verhaltensregeln
- Bedeutung der geplanten/vereinbarten Maßnahmen
- Gesundheitsbezogenes Selbstmanagement
- Unterstützungsmöglichkeiten:
  - Reaktionen und Einsichtsfähigkeiten
  - Konkrete Absprachen
  - Mitgegebene Broschüren, Faltblätter oder Ähnliches
  - Verweise an Organisationen und Institute
  - Selbsthilfegruppen
  - Beratungsstellen
  - Internetadressen
  - Fachliteratur
  - Firmen/Hersteller
  - Dienstleister

Äußerungen des Patienten/Bewohners:

- „Ich verstehe nicht, was meinen Sie?“
- Ablehnung
- Interesse
- Verständnis
- Frustration

Was habe ich getan?

- Patient/Bewohner und/oder Angehörigen, Bezugsperson (mit Namen) angeleitet

Wie haben die Maßnahmen gewirkt?

- Umgang mit der Erkrankung/Situation ist spannungsärmer
- Beziehungsebene ist gestärkt
- Sicherheit im Umgang mit Problem/Situation ist größer geworden

Formulierungsbeispiel

Anleitung mit Frau L.s Tochter. Frau L. hat von Anfang an gesagt, dass sie das selbst nicht hinbekommt. Tochter hat BZ-Messen schnell verstanden und alleine gemacht. Morgen auch noch einmal dabei zur Kontrolle.

Übergabe

- Angaben zu Personen, die beraten wurden und zu Schwerpunkten der Beratung
- Absprachen und Beratungsinhalte

→ Bewegungseinschränkung
→ Demenz

Kommunikation Pflege – Arzt
- Arzt informiert
- Fragen/Mitteilungen an Arzt
- Mitteilungen/Anordnungen vom Arzt

Ärztliches Verordnungsblatt
- Beruhigende und sedierende Medikamente absetzen bzw. pausieren

Medizinische Pflege
- Vitalwertkontrolle
- Medikamentengabe

Vitalwerteblatt
- Blutdruck
- Puls
- Atemfrequenz
- Temperatur

Mini-Mental-Status-Test
- Orientierung
- Merkfähigkeit
- Aufmerksamkeit und Rechenfähigkeit
- Erinnerungsfähigkeit
- Sprache

Pflegenachweis
- Waschen ganz/Teilwaschung, VÜ, TÜ, A
- Umkleiden VÜ, TÜ, A
- Transfer
- Hilfe bei der Nahrungsaufnahme VÜ, TÜ, A
- Inkontinenzwechsel VÜ, TÜ, A

Pflegebericht
Was habe ich beobachtet?

Beobachtbare Symptome:
- Bleibt im Bett liegen
- Wäscht sich nicht
- Zieht sich nicht an
- Isst nicht
- Ist immobil

Äußerungen des Patienten/Bewohners:
- „Ich mag' nicht."
- „Ich bin zu müde."
- „Das ist mir zu viel."

Was habe ich getan?
- Zum (Aufstehen, Waschen, Essen …) motiviert

Wie haben die Maßnahmen gewirkt?
- Mobilität ist erhöht
- Patient/Bewohner isst und trinkt besser
- Aktivitäten des täglichen Lebens werden alleine oder mit Hilfe durchgeführt

Formulierungsbeispiel

Lehnt das Aufstehen ab. Hat dann doch für 15 Minuten im Stuhl gesessen. War dann sehr müde.

Übergabe
- **Überprüfungsintervall:** Festlegen, wann nach Patient/Bewohner zu sehen ist
- **Weiterführende Maßnahmen für die nächste Schicht:** Unterstützungsbedarf beim (Aufstehen, Waschen, Essen, Trinken …)
- **Arztanordnungen:** Rücksprache oder -meldung beim Arzt

Kommunikation Pflege – Arzt
- Arzt informiert
- Fragen/Mitteilungen an Arzt
- Mitteilungen/Anordnungen vom Arzt

Ärztliches Verordnungsblatt
- Appetit verändernde Medikamente absetzen bzw. pausieren

Medizinische Pflege
- Vitalwertkontrolle
- Medikamentengabe

Vitalwerteblatt
- Blutdruck
- Puls
- Temperatur

Screening/Assessment nach Expertenstandard „Orale Ernährung"
- Festhalten der tatsächlichen Essensmenge nach Möglichkeit mit Nährwertberechnung

Pflegebericht
Was habe ich beobachtet?

Beobachtbare Symptome:
- Teller wird nicht leer gegessen
- Essen wird nicht angerührt
- Essen wird heimlich „entsorgt"
- Angehörige essen mit oder alles auf
- Tischnachbarn „helfen mit"
- Patient/Bewohner kommt nicht zu den Mahlzeiten
- Essen wird im Zimmer gesammelt
- Körpergewicht nimmt ab
- Kleidung wird zu „groß"; passt nicht mehr

Äußerungen des Patienten/Bewohners:
- „Ich mag das nicht."
- „Ich möchte nicht noch zunehmen."
- „Ich kriege nichts runter."
- „Es schmeckt alles gleich."
- „Ich habe keinen Hunger."
- „Ich bin noch satt."

Was habe ich getan?
- Essen mundgerecht vorbereitet
- Essen angereicht

Wie haben die Maßnahmen gewirkt?
- Mahlzeiten regelmäßig eingenommen
- Besprochene Portion wird aufgegessen
- Gewichtzunahme

Formulierungsbeispiel

Heute keinen Appetit, sagte: „Das schmeckt ja sowieso alles gleich.", aß nur $^1/_3$ der Hauptspeise auf. Hätte Appetit auf Kartoffeln und Spargel. Sohn bitte fragen, ob er das morgen mitbringt.

Übergabe
- **Überprüfungsintervall:** Festlegen, wann nach Patient/Bewohner zu sehen ist
- **Weiterführende Maßnahmen für die nächste Schicht:** Vitalzeichenkontrolle; Absprachen, z. B. über Portionsgrößen, Zwischenmahlzeiten; Unterstützungsbedarf bei der Nahrungsaufnahme; Beratung, Schulung von Patient/Bewohner, Angehörigen, Bezugspersonen
- **Arztanordnungen:** z. B. Medikamentenänderung, Kostumstellung

→ Bewusstseinsstörung
→ Dehydratation
→ Schlucken, Schluckstörung

Kommunikation Pflege – Arzt

- Arzt informiert
- Fragen/Mitteilungen an Arzt
- Mitteilungen/Anordnungen vom Arzt

Ärztliches Verordnungsblatt

- Juckreizlindernde Medikamente (regelmäßig oder als Bedarfsmedikation)
  - Applikationsform
  - Vollständiger Medikamentenname
  - Dosierung mit tageszeitlicher Zuordnung
- Für Bedarfsmedikation festlegen lassen
  - Einzeldosis
  - Tageshöchstmenge
  - Genaue Indikationsstellung

Medizinische Pflege

- Vitalwertkontrolle
- Medikamentengabe

Vitalwerteblatt

- Blutdruck
- Puls
- Atmung
- Temperatur
- Bauchumfang
- Gewicht

Bilanzierungsbogen

- Einfuhr:
  - Getränke
  - Flüssige Speisen, z. B. Suppe
  - Sondernahrung, z. B. Astronautenkost
  - Sondenkost
  - Tee bzw. Wasser zum Sondenspülen
  - Infusionen, z. B. s. c.
- Ausfuhr:
  - Urin (ggf. Inkontinenzprodukte wiegen)
  - Durchfall (ggf. Inkontinenzprodukte wiegen)
  - Sekrete in Drainagen
  - Blut bei starken Blutungen

Pflegebericht

Was habe ich beobachtet?

Beobachtbare Symptome:

- Gelbfärbung der Augen bzw. der Haut
- Wellenbewegung beim Beklopfen der Bauchseite auslösbar
- Beeinträchtigung der Bewegung
- Juckreiz
- Kratzspuren

Äußerungen des Patienten/Bewohners:

- „Mein Bauch wird immer dicker."
- Gespannte Bauchdecke
- Atemnot

Was habe ich getan?

- Kost auf eiweißreiche Kost umgestellt

Wie haben die Maßnahmen gewirkt?

- Patient/Bewohner fühlt Erleichterung
- Bauchumfang ist konstant geblieben
- Bauchumfang hat abgenommen

Formulierungsbeispiel

Bauch heute wieder dicker, auch Probleme beim Atmen (Atemnot). Tabletten sind umgestellt.

Übergabe

- **Überprüfungsintervall:** Festlegen, wann Bauchumfang zu messen ist, Gewichtkontrollen
- **Weiterführende Maßnahmen für die nächste Schicht:** Vitalzeichenkontrolle, Ursache des Aszites, bei Hepatitis auf Hygiene/Eigenschutz achten
- **Arztanordnungen:** Arztinformation und/oder Arztanordnungen durchführen, z. B. Krankenhauseinweisung

→ Angst
→ Husten
→ Sauerstoffgabe

Kommunikation Pflege – Arzt

- Arzt informiert
- Fragen/Mitteilungen an Arzt
- Mitteilungen/Anordnungen vom Arzt
- Bereitschaftsarzt, Notarzt, Krankenwagen
- Ggf. Einweisung in Klinik

Ärztliches Verordnungsblatt

- Atemerleichternde Medikamente (regelmäßig oder als Bedarfsmedikation)
  - Applikationsform
  - Vollständiger Medikamentenname
  - Dosierung mit tageszeitlicher Zuordnung
- Für Bedarfsmedikation festlegen lassen
  - Einzeldosis
  - Tageshöchstmenge
  - Genaue Indikationsstellung
- Atembeeinträchtigende Medikamente absetzen bzw. pausieren

Medizinische Pflege

- Sauerstoffgabe
- Vitalwertkontrolle
- Medikamentengabe

Vitalwerteblatt

- Blutdruck
- Puls
- Atemfrequenz
- Temperatur

Bilanzierungsbogen

- Einfuhr:
  - Getränke
  - Flüssige Speisen, z. B. Suppe
  - Sondernahrung, z. B. Astronautenkost
  - Sondenkost
  - Tee bzw. Wasser zum Sondenspülen
  - Infusionen, z. B. s. c.
- Ausfuhr:
  - Urin (ggf. Inkontinenzprodukte wiegen)
  - Durchfall (ggf. Inkontinenzprodukte wiegen)
  - Sekrete in Drainagen
  - Blut bei starken Blutungen

Pflegenachweis

- Waschen ganz/Teilwaschung, VÜ, TÜ, A
- Umkleiden VÜ, TÜ, A

Pflegebericht

Was habe ich beobachtet?

Beobachtbare Symptome:

- Atemstörungen, Zyanose
- Unruhe, Angst
- Abgeschlagenheit, Schlappheit
- Aus-/Einatemgeräusche

Äußerungen des Patienten/Bewohners:

- „Ich habe Angst, zu ersticken."
- „Ich bekomme nicht genug Luft."
- Beklemmungsgefühl
- Unruhe, Angst
- Kälte/Hitze
- Unsicherheit, Unwohlsein
- Kraftlosigkeit, Hoffnungslosigkeit

Was habe ich getan?

- Atemunterstützende Lagerung/Einreibung durchgeführt
- Beengende Kleidung gelockert, Fenster geöffnet

Wie haben die Maßnahmen gewirkt?
- Zyanose besser oder verschwunden

Formulierungsbeispiel
Atmet sehr schwer, Lippen blau. Sagte: „Ich habe Angst, dass ich ersticke“. Sehr unruhig. Arzt hat Sauerstoff angeordnet, seitdem besser. Lippen nicht mehr blau.

Übergabe
- **Überprüfungsintervall:** Festlegen, wann nach Patient/Bewohner zu sehen ist
- **Weiterführende Maßnahmen für die nächste Schicht:** Vitalzeichenkontrolle; Information der Angehörigen, Betreuer, Bezugspersonen
- **Arztanordnungen:** Sauerstoffgabe mit Mengenangabe und Zeitintervall, Dauer, Bedarfsmedikation, ggf. Krankenhauseinweisung

Vitalwerteblatt
- Atemfrequenz
- Puls

Pflegenachweis
- Atemübungen
- Pneumonieprophylaxe

Pflegebericht

Was habe ich beobachtet?

Beobachtbare Symptome:
- Atemfrequenz davor und danach:
  - Normal
  - Sehr schnell
  - Verlangsamt
- Atemintensität davor und danach:
  - Normal tief
  - Flach
  - Vertieft

Äußerungen des Patienten/Bewohners:
- „Ich bekomme schlecht Luft."
- „Das hat mir gut getan."
- „Ich bekomme jetzt besser Luft."
- Hilflosigkeit
- Angst
- Erschöpfung

Was habe ich getan?
- Atemstimulierendes Einreiben durchgeführt
- Zum Gebrauch der „Lippenbremse" angeleitet
- Patient/Bewohner zum tiefen Einatmen aufgefordert

Wie haben die Maßnahmen gewirkt?
- Atmung wurde ruhiger
- Atemfrequenz wurde geringer

Formulierungsbeispiel

Heute früh Atemnot. Atemstimulierende Einreibung hat gut getan, atmet jetzt ruhig und regelmäßig.

Übergabe
- **Überprüfungsintervall:** Festlegen, wann nach Patient/Bewohner zu sehen ist
- **Weiterführende Maßnahmen für die nächste Schicht:** Information, Beratung und Schulung der Angehörigen, Betreuer, Bezugspersonen
- **Arztanordnungen:** ggf. Medikamentenänderung, Bedarfsmedikation

Kommunikation Pflege – Arzt

- Arzt informiert
- Fragen/Mitteilungen an Arzt
- Mitteilungen/Anordnungen vom Arzt

Ärztliches Verordnungsblatt

- Stimulierende Medikamente ansetzen (regelmäßig oder als Bedarfsmedikation)
  - Applikationsform
  - Vollständiger Medikamentenname
  - Dosierung mit tageszeitlicher Zuordnung
- Für Bedarfsmedikation festlegen lassen
  - Einzeldosis
  - Tageshöchstmenge
  - Genaue Indikationsstellung

Mini-Mental-Status-Test

- Orientierung
- Merkfähigkeit
- Aufmerksamkeit und Rechenfähigkeit
- Erinnerungsfähigkeit
- Sprache

Sturzrisikoerfassungsbogen

- Ermittlung Sturzrisiko

Pflegebericht

Was habe ich beobachtet?

Beobachtbare Symptome:

- Bewegungsunruhe
- Verstärkter Rededrang
- Empfindlichkeit gegenüber Kritik
- Fehlendes Einfühlungsvermögen
- Verleugnung von Schwierigkeiten
- Leicht ablenkbar
- Schwierigkeiten, Dinge zu Ende zu führen
- Wenig Ausdauer
- Fehlendes Zuhören
- Schnelles Vergessen
- Aggressivität
- Stimmungsschwankungen
- Depressiver Rückzug

Äußerungen des Patienten/Bewohners:

- „Ich gebe mir schon die größte Mühe."
- Unsicherheit
- Unwohlsein
- Kraftlosigkeit
- Hoffnungslosigkeit

Was habe ich getan?

- Lernstrategien vermittelt
- Struktur und Grenzen festgelegt

Wie haben die Maßnahmen gewirkt?

- Aufmerksamkeit ist gesteigert
- Psyche ist stabiler

Formulierungsbeispiel

Frau D. sehr unruhig, steht immer wieder auf, geht hin und her.

Übergabe

- **Überprüfungsintervall:** Festlegen, wann Verhaltensregeln überprüft werden
- **Weiterführende Maßnahmen für die nächste Schicht:** Vitalzeichenkontrolle, Hygieneanforderungen und Eigenschutz
- **Arztanordnungen:** ggf. Ergotherapie

→ Dehydratation
→ Demenz
→ Verwirrtheit

→ Juckreiz
→ Fieber
→ Körperpflege

Kommunikation Pflege – Arzt
- Arzt informiert
- Fragen/Mitteilungen an Arzt
- Mitteilungen/Anordnungen vom Arzt

Ärztliches Verordnungsblatt
- Antibiotika, Antimykotika als Tablette oder Scheidenovula
  - Applikationsform
  - Vollständiger Medikamentenname
  - Dosierung mit tageszeitlicher Zuordnung

Medizinische Pflege
- Vitalwertkontrolle
- Medikamentengabe, Gabe eines Scheidenovulums

Vitalwerteblatt
- Temperatur

Pflegenachweis
- Waschen ganz/Teilwaschung, VÜ, TÜ, A
- Inkontinenzwechsel VÜ, TÜ, A

Pflegebericht
Was habe ich beobachtet?

Beobachtbare Symptome:
- Geruch
- Menge des Ausflusses
- Aussehen des Ausflusses:
  - Bräunlich
  - Gelblich
  - Grünlich
  - Weißlich
- Kratzen/Kratzspuren als Ausdruck des Juckreizes

Äußerungen der Patientin/Bewohnerin:
- Unwohlsein
- Juckreiz
- Unbehaglichkeit

Was habe ich getan?
- Vorlagen angelegt
- Beratung Hilfen gegen Juckreiz

Wie haben die Maßnahmen gewirkt?
- Der Ausfluss ist zurückgegangen
- Der Juckreiz ist gelindert

Formulierungsbeispiel

Starker Ausfluss (weißlich, krümelig). Arzt ist informiert. Hat Vorlage.

Übergabe
- **Überprüfungsintervall:** Festlegen, wann nach Patient/Bewohner zu sehen ist
- **Weiterführende Maßnahmen für die nächste Schicht:** Vitalzeichenkontrolle, Information Beratung von Patient/Bewohner, Angehörigen, Betreuer, Bezugspersonen
- **Arztanordnungen:** mikrobielle Untersuchung

Kommunikation Pflege – Arzt

- Arzt informiert
- Fragen/Mitteilungen an Arzt
- Mitteilungen/Anordnungen vom Arzt

Ärztliches Verordnungsblatt

- Schmerzmedikamente ansetzen (regelmäßig oder als Bedarfsmedikation)
  - Applikationsform
  - Vollständiger Medikamentenname
  - Dosierung mit tageszeitlicher Zuordnung
- Für Bedarfsmedikation festlegen lassen
  - Einzeldosis
  - Tageshöchstmenge
  - Genaue Indikationsstellung

Medizinische Pflege

- Vitalwertkontrolle
- Medikamentengabe

Vitalwerteblatt

- Blutdruck
- Puls
- Temperatur

Bewegungsbogen

- Lagewechsel:
  - Zeitpunkt
  - Lagerungsart
  - Hilfsmittel
- Bewegungsfähigkeit des Patienten/Bewohners

Dekubitusrisikoskala

- Braden-Skala:
  - Sensorisches Empfindungsvermögen (Fähigkeit, adäquat auf druckbedingte Beschwerden zu reagieren)
  - Feuchtigkeit (Ausmaß, in dem die Haut Feuchtigkeit ausgesetzt ist)
  - Aktivität (Fähigkeit, die Position zu wechseln und zu halten)
  - Ernährung (Ernährungsgewohnheiten)
  - Reibung und Scherkräfte

Schmerzerfassungsbogen

- Ermittelte Schmerzintensität
- Intensität, z. B. numerische Skala
- Ort
- Dauer

Schmerzverlaufsbogen

- Ermittelte Schmerz, z. B. numerische Skala
- Begleiterscheinungen
- Schlafverhalten
- Beeinträchtigungen

Sturzrisikoerfassungsbogen

- Ermittlung Sturzrisiko

Pflegenachweis

- Waschen ganz/Teilwaschung, VÜ, TÜ, A
- Umkleiden VÜ, TÜ, A
- Transfer
- Inkontinenzwechsel VÜ, TÜ, A

→ Kontraktur
→ Lähmung
→ Schmerzen

Pflegebericht

Was habe ich beobachtet?

Beobachtbare Symptome:

- Liegen nur auf einer Seite/nur auf dem Rücken
- Nur Beugung/nur Streckung möglich
- Weder Beugung noch Streckung möglich
- Gelenk vollkommen unbeweglich/ Lähmungen
- Gangunsicherheit
- Schwierigkeiten beim:
  - Gebrauch von Messer und Gabel
  - Schließen von Reißverschluss
  - Zuknöpfen
  - Auf-/Zuschrauben (Tuben oder Dosen)
- Gleichgewicht gestört

Äußerungen des Patienten/Bewohners:

- Schmerzen
- Angst, Unsicherheit
- Gleichgültigkeit/Hoffnungslosigkeit
- Zorn/Wut
- „Meine Beine sind so schlapp."
- „Ich fühle mich so wacklig auf den Beinen."

Was habe ich getan?

- Gleichgewichtstraining am Handlauf durchgeführt
- Hüftprotektoren mit Patient/Bewohnern, Angehörigen und Bezugspersonen besprochen

Wie haben die Maßnahmen gewirkt?

- Die Bewegungsmöglichkeit hat zugenommen
- Beugung/Streckung ist besser geworden
- Patient/Bewohner fühlt sich sicherer

Formulierungsbeispiel

Kann weiterhin linkes Bein nicht ausstrecken. Bewegungsübungen durchgeführt, dabei leichte Schmerzen. Nach Übungen Beweglichkeit etwas besser. Knie auf Kissen gelagert.

Übergabe

- **Überprüfungsintervall:** Festlegen, wann nach Patient/Bewohner zu sehen ist
- **Weiterführende Maßnahmen für die nächste Schicht:** Häufigkeit der Mobilisation/des Lagewechsels, Schienenversorgung
- **Arztanordnungen:** Physiotherapie, Ergotherapie

Ärztliches Verordnungsblatt

- Für Schmerzmedikamente als Bedarfsmedikation vor den Bewegungsübungen Festlegen lassen
  - Applikationsform
  - Vollständiger Medikamentenname
  - Einzeldosis
  - Tageshöchstmenge

Medizinische Pflege

- Medikamentengabe

Bewegungsbogen

- Lagewechsel:
  - Zeitpunkt
  - Lagerungsart
  - Hilfsmittel
- Bewegungsfähigkeit des Patienten/Bewohners

Pflegenachweis

- Mobilisation

Pflegebericht

Was habe ich beobachtet?

Beobachtbare Symptome:

- Streckspastik
- Beugespastik
- Schlaffe Lähmung
- Kraftlosigkeit
- Uneinsichtigkeit
- Kognitive Störung
- Bewegungsfähigkeit davor und danach

Äußerungen des Patienten/Bewohners:

- „Ich fühle mich total schlapp."
- „Ich kann mein Bein nicht mehr bewegen."
- „Lassen Sie mich doch in Ruhe."
- Hilflosigkeit
- Angst
- Erschöpfung

Was habe ich getan?

- Bewegungsübung durchgeführt (ggf. mit genauer Beschreibung)
- Gelenke durchbewegt

Wie haben die Maßnahmen gewirkt?

- Mobilität ist gesteigert
- Beweglichkeit einzelner Gelenke ist verbessert (Beugen oder Strecken)

Formulierungsbeispiel

Übungen für das linke Handgelenk zweimal durchgeführt. Tat sehr weh. Möchte damit morgen pausieren.

Übergabe

- **Weiterführende Maßnahmen für die nächste Schicht:** Häufigkeit der Bewegungsübungen; Information, Beratung und Schulung der Angehörigen, Betreuer, Bezugspersonen
- **Arztanordnungen** ggf. Medikamentenänderung, Schmerzmedikation, Physiotherapie

→ Bewegungseinschränkung
→ Kontraktur
→ Lähmung

→ Abhängigkeit, Entzugssymptome
→ Demenz
→ Halluzination

Kommunikation Pflege – Arzt
- Arzt informiert
- Fragen/Mitteilungen an Arzt
- Mitteilungen/Anordnungen vom Arzt
- Bereitschaftsarzt, Notarzt, Krankenwagen
- Ggf. Einweisung in Klinik

Ärztliches Verordnungsblatt
- Medikamente ansetzen (regelmäßig oder als Bedarfsmedikation)
  - Applikationsform
  - Vollständiger Medikamentenname
  - Dosierung mit tageszeitlicher Zuordnung
- Für Bedarfsmedikation festlegen lassen
  - Einzeldosis
  - Tageshöchstmenge
  - Genaue Indikationsstellung
- Bewusstseinsverändernde Medikamente absetzen oder pausieren

Medizinische Pflege
- Vitalwertkontrolle
- Medikamentengabe

Vitalwerteblatt
- Blutdruck
- Puls
- Blutzucker
- Temperatur

Glasgow-Komaskala
- Reaktion auf Ansprache
- Aussehen der Pupillen
- Reaktion auf Schmerzreize
- Fähigkeit, Augen zu öffnen:
  - Spontan
  - Auf Ansprache
  - Auf Schmerzreiz
  - Keine Reaktion
- Fähigkeit, sich verbal mitzuteilen:
  - Orientiert
  - Verwirrt
  - Unzusammenhängend
  - Worte
  - Unverständliche Laute
  - Keine Reaktion
- Fähigkeit, sich zu bewegen:
  - Befolgt Aufforderungen
  - Lokalisiert Schmerz
  - Abwehrbewegung auf Schmerzreiz
  - Beugesynergismen
  - Strecksynergismen
  - Keine Reaktion
- Pupillenreaktion auf Licht:
  - Spontan
  - Verlangsamt
  - Keine
- Pupillengleichheit:
  - Seitengleich
  - Ungleich
- Pupillenweite:
  - Eng
  - Mittel
  - Weit
  - Entrundet

Mini-Mental-Status-Test
- Orientierung
- Merkfähigkeit
- Aufmerksamkeit und Rechenfähigkeit
- Erinnerungsfähigkeit
- Sprache

Sturzrisikoerfassungsbogen

- Erfassung Sturzrisiko

Pflegenachweis

- Waschen ganz/Teilwaschung, VÜ, TÜ, A
- Umkleiden VÜ, TÜ, A
- Transfer
- Inkontinenzwechsel VÜ, TÜ, A
- Hilfe bei der Nahrungsaufnahme VÜ, TÜ, A
- Bewegung/Lagerungswechsel VÜ, TÜ, A

Pflegebericht

Was habe ich beobachtet?

Beobachtbare Symptome:

- Erhöhte Müdigkeit
- Verwaschene Sprache
- Verlangsamte Reaktionen
- Geminderte Denkleistung
- Realitätsverlust

Äußerungen des Patienten/Bewohners:

- „Ich fühle mich wackelig auf den Beinen."
- „Ich bin heute den ganzen Tag nur müde."
- „Heute brauche ich für alles länger."
- Angst
- Unsicherheit

Was habe ich getan?

- Erste Hilfe (Stabile Seitenlage) durchgeführt
- Basale Stimulation angewendet

Wie haben die Maßnahmen gewirkt?

- Patient/Bewohner reagiert schneller
- Denkleistung ist gebessert
- Patient/Bewohner ist wacher

Formulierungsbeispiel

Sehr schläfrig. Nach Berührung kurz aufgewacht, aber gleich wieder Augen zugemacht. Aufstehen war heute nicht möglich.

Übergabe

- **Überprüfungsintervall:** Festlegen, wann nach Patient/Bewohner zu sehen ist
- **Weiterführende Maßnahmen für die nächste Schicht:** Vitalzeichenkontrolle; Information der Angehörigen, Betreuer, Bezugspersonen
- **Arztanordnungen:** Arzt fortlaufend informieren, ggf. Krankenhauseinweisung

→ Schmerzen
→ Sturz
→ Wunde

Kommunikation Pflege – Arzt
- Arzt informiert
- Fragen/Mitteilungen an Arzt
- Mitteilungen/Anordnungen vom Arzt
- Bereitschaftsarzt, Notarzt, Krankenwagen
- Ggf. Einweisung in Klinik

Ärztliches Verordnungsblatt
- Gerinnungshemmende Medikamente absetzen bzw. pausieren

Medizinische Pflege
- Verbandwechsel
- Vitalwertkontrolle

Vitalwerteblatt
- Blutdruck
- Puls
- Temperatur

Sturzrisikoerfassungsbogen
- Ermittlung Sturzrisiko

Wunddokumentationsbogen
- Art der Wunde:
  - Platzwunde, Schnittwunde, Quetschwunde, Bisswunde, Stichwunde
- Wundbeobachtung:
  - Größe
  - Wundrand, Wundumgebung
  - Wundgrund, Taschenbildung
  - Wundexsudation, Wundschmerz
  - Infektionszeichen
- Durchgeführte Maßnahmen:
  - Wundspülung, Wundreinigung
  - Wundversorgungsmaterial

Pflegebericht

Was habe ich beobachtet?

Beobachtbare Symptome:
- Venöse Blutung/spritzende arterielle Blutung
- Blutverlust in ml (schätzen)
- Verband ist durchgeblutet
- Blässe, Frösteln
- Kreislaufprobleme
- Schmerzen

Äußerungen des Patienten/Bewohners:
- Kälte
- Angst, Sprachlosigkeit
- Jammern, Unsicherheit
- Ekel

Was habe ich getan?
- Wundverband/ Druckverband angelegt/gewechselt
- Spezielle Lagerung (Erste Hilfe, Schocklagerung) durchgeführt

Wie haben die Maßnahmen gewirkt?

- Blutung lässt nach/ist gestillt
- Vitalwerte sind stabil
- Kreislaufsituation verbessert sich

Formulierungsbeispiel

Aus OP-Wunde etwas nachgeblutet. Neuer Verband. Hat sehr viel Angst, dass sie etwas verschmutzt. Später keine Nachblutung mehr.

Übergabe

- **Überprüfungsintervall:** Intervall der Vitalzeichenkontrolle festlegen
- **Weiterführende Maßnahmen für die nächste Schicht:** Information der Angehörigen, Betreuer, Bezugspersonen
- **Arztanordnungen:** ggf. ständige Arztinformation, Krankenhauseinweisung vorbereiten

Kommunikation Pflege – Arzt

- Arzt informiert
- Fragen/Mitteilungen an Arzt
- Mitteilungen/Anordnungen vom Arzt
- Dauerkatheter
  - Wechselintervall und Kathetergröße in Charriere
  - Indikation (Harnverhalt, Prostatahypertophie)
  - Art (Einmal- oder Dauerkatheter)

Medizinische Pflege

- Blasenkatheterlegen bzw. -wechsel

Bilanzierungsbogen

- Einfuhr:
  - Getränke
  - Flüssige Speisen, z. B. Suppe
  - Sondernahrung, z. B. Astronautenkost
  - Sondenkost
  - Tee bzw. Wasser zum Sondenspülen
  - Infusionen, z. B. s. c.
- Ausfuhr:
  - Urin (ggf. Inkontinenzprodukte wiegen)
  - Durchfall (ggf. Inkontinenzprodukte wiegen)
  - Sekrete in Drainagen
  - Blut bei starken Blutungen

Sturzrisikoermittlungsbogen

- Ermittlung Sturzrisiko

Pflegenachweis

- Intimtoilette VÜ, TÜ, A

Pflegebericht

Was habe ich beobachtet?

Beobachtbare Symptome:

- Bei DK Wechsel:
  - War der Katheter vor dem Wechsel unproblematisch
  - Kein Verschluss
  - Keine Infektionszeichen
  - Kein Urinaustritt neben dem Katheter
- Durchführung der Maßnahme:
  - Keine Schmerzen
  - Keine Blutungszeichen
  - Problemloses Legen des DK
  - Geblockte Menge in ml
  - Lief der Urin danach sofort ab
  - Wurde der Urinbeutel mit gewechselt
  - Wann ist der nächste DK-Wechsel vorgesehen
- Aufgetretene Besonderheiten:
  - Schmerzen
  - Blutungen
  - Katheterisierung erfolglos abgebrochen

Äußerungen des Patienten/Bewohners:

- „Ich bin immer froh wenn es vorbei ist."
- „Wer mag schon gerne diesen Schlauch."
- Angst
- Unruhe

Was habe ich getan?

- DK-Legen nach ärztlicher Anordnung durchgeführt

Wie haben die Maßnahmen gewirkt?

- Ungehinderter Urinabfluss

Formulierungsbeispiel

Starke Schmerzen in der Blase während DK-Legen. DK-Anlage durch Urologen.

Übergabe

- **Überprüfungsintervall:** Festlegen, wann nach Patient/Bewohner zu sehen ist
- **Weiterführende Maßnahmen für die nächste Schicht:** Kontrolle des ungehinderten Urinabflusses, von Urinmenge und -farbe
- **Arztanordnungen:** z. B. sterile Urinentnahme, Wechselintervall

Kommunikation Pflege – Arzt
- Arzt informiert
- Fragen/Mitteilungen an Arzt
- Mitteilungen/Anordnungen vom Arzt
- Bereitschaftsarzt, Notarzt, Krankenwagen
- Ggf. Einweisung in Klinik

Ärztliches Verordnungsblatt
- Infusionen
  - Vollständiger Infusionsname
  - Menge mit tageszeitlicher Zuordnung

Medizinische Pflege
- Infusion
- Vitalwertkontrolle

Vitalwerteblatt
- Blutdruck
- Puls
- Temperatur

Bilanzierungsbogen
- Einfuhr:
  - Getränke
  - Flüssige Speisen, z. B. Suppe
  - Sondernahrung, z. B. Astronautenkost
  - Sondenkost
  - Tee bzw. Wasser zum Sondenspülen
  - Infusionen, z. B. s. c.
- Ausfuhr:
  - Urin (ggf. Inkontinenzprodukte wiegen)
  - Durchfall (ggf. Inkontinenzprodukte wiegen)
  - Sekrete in Drainagen
  - Blut bei starken Blutungen

Screening zum Expertenstandard „Orale Ernährung"
- Grobe Anzeichen für Flüssigkeitsmangel, z. B.:
  - Tief liegende Augen
  - Konzentrierterer Urin
  - Auf Flüssigkeitsdefizit hinweisende Verwirrtheit
  - Auffällig geringe Trinkmenge

Assessment nach Expertenstandard „Orale Ernährung"
- Gründe für eine geringe Flüssigkeitsmenge:
  - Funktionseinschränkung der Arme oder Hände
  - Schluckstörungen
  - Beziehung zu den Versorgungspersonen
  - Starkes Schwitzen
  - Krankheitsbedingter Flüssigkeitsverlust

Sturzrisikoerfassungsbogen
- Ermitteltes Sturzrisiko

Pflegenachweis
- Hilfe bei der Nahrungs-/Flüssigkeitsaufnahme VÜ, TÜ, A

Pflegebericht

Was habe ich beobachtet?

Beobachtbare Symptome:

- Hautfalte bleibt stehen
- Trockene/r Zunge/Mund
- Urinausscheidung niedrig
- Urin konzentriert
- Achselhöhle trocken
- Verschlechterung der Orientierung
- Unruhe

Äußerungen des Patienten/Bewohners:

- Durst
- Unverständliche Äußerungen

Was habe ich getan?

- Flüssigkeit angedickt
- Infusion nach Arztanordnung gegeben
- Flüssigkeitsmenge bei PEG erhöht

Wie haben die Maßnahmen gewirkt?

- Urinausscheidung normal
- Bewusstsein ist klar
- Bewohner ist ansprechbar

Formulierungsbeispiel

Urin stark konzentriert, fehlende örtliche Orientierung (meint, sie sei zu Hause). Habe ihr mehrmals zum Trinken gegeben.

Übergabe

- **Überprüfungsintervall:** Festlegen, wann nach Patient/Bewohner zu sehen ist
- **Weiterführende Maßnahmen für die nächste Schicht:** Vitalzeichenkontrolle; Sturzgefahr und Interventionen; Information, Beratung, Schulung von Patient/Bewohnern; Angehörigen, Bezugspersonen
- **Arztanordnungen:** Flüssigkeit substituieren, s. c.-Infusion, bei PEG Flüssigkeitsmenge erhöhen

Kommunikation Pflege – Arzt
- Arzt informiert
- Fragen/Mitteilungen an Arzt
- Mitteilungen/Anordnungen vom Arzt

Ärztliches Verordnungsblatt
- Entsprechende Medikamente ansetzen (regelmäßig oder als Bedarfsmedikation)
  - Applikationsform
  - Vollständiger Medikamentenname
  - Dosierung mit tageszeitlicher Zuordnung
- Für Bedarfsmedikation festlegen lassen
  - Einzeldosis
  - Tageshöchstmenge
  - Genaue Indikationsstellung
- Ggf. bewusstseinsverändernde Medikamenten absetzen oder pausieren

Medizinische Pflege
- Vitalwertkontrolle
- Medikamentengabe

Vitalwerteblatt
- Blutdruck
- Puls
- Temperatur
- Blutzucker

Mini-Mental-Status-Test
- Orientierung
- Merkfähigkeit
- Aufmerksamkeit und Rechenfähigkeit
- Erinnerungsfähigkeit
- Sprache

Sturzrisikoerfassungsbogen
- Intrinsische Risikofaktoren:
  - Reduzierte Kontrastwahrnehmung
  - Reduzierte Sehschärfe
  - Ungeeignete Brille

Pflegenachweis
- Waschen ganz/Teilwaschung VÜ, TÜ, A
- Umkleiden VÜ, TÜ, A
- Hilfe bei der Nahrungsaufnahme VÜ, TÜ, A
- Inkontinenzversorgung VÜ, TÜ, A
- Transfers VÜ, TÜ, A
- Bewegung/Lagerungswechsel VÜ, TÜ, A

Pflegebericht
Was habe ich beobachtet?

Beobachtbare Symptome:
- Gedächtnisleistung gemindert
- Zeitliche, örtliche Orientierung schlecht oder fehlt
- Laufunruhe
- Niedergeschlagenheit
- Essstörung
- Verkennt oder verursacht gefährdende Situationen
- Geht unsachgemäß mit gefährlichen Gegenständen oder potenziell gefährdenden Substanzen um
- Verhält sich tätlich oder verbal aggressiv in Verkennung der Situation
- Verhält sich nicht passend zur Situation

- Ist unfähig, eigene körperliche und seelische Gefühle oder Bedürfnisse wahrzunehmen
- Ist in höheren Hirnfunktionen so gestört (Beeinträchtigung des Gedächtnisses, herabgesetztes Urteilsvermögen), dass dies zu Problemen bei der Bewältigung von sozialen Alltagsleistungen führt
- Hat einen gestörten Tag-Nacht-Rhythmus
- Kann nicht eigenständig seinen Tagesablauf planen und strukturieren
- Verhält sich emotional ausgeprägt labil oder unkontrolliert

Äußerungen des Patienten/Bewohners:

- „Ich bin schon eine Woche hier, jetzt gehe ich nach Hause."
- „Meine Tochter hat mein ganzes Geld ausgegeben."
- „Sie haben mir meine Hose weggenommen."
- „Bringen Sie mich bitte nach Dortmund."
- „Das Wasser hier ist vergiftet."
- „Ich muss zur Arbeit."
- Unsicherheit
- Angst
- Ratlosigkeit
- Wunsch, woanders zu sein
- Wohlbefinden/Unwohlsein

Was habe ich getan?

- Validierende Gespräche geführt
- Orientierungshilfe gegeben
- Basale Stimulation durchgeführt
- Eigenständigkeit der Bewohner gefördert, z. B. durch Mithilfe bei der Stationsgestaltung

Wie haben die Maßnahmen gewirkt?

- Patient/Bewohner äußert Wohlbefinden
- Patient/Bewohner ist ruhiger geworden

Formulierungsbeispiel

Überhaupt nicht geschlafen. Hat sich immer wieder angezogen, um auf Arbeit zu gehen. Sitzt nun im Sessel und wartet, bis es hell wird.

Übergabe

- **Überprüfungsintervall:** stündlich kurze wertschätzende Kommunikation
- **Weiterführende Maßnahmen für die nächste Schicht:** Dokumentation von Wohlbefinden bei den einzelnen Maßnahmen; Information, Beratung, Schulung von Patient/Bewohner, Angehörigen und Bezugspersonen
- **Arztanordnungen:** ggf. Ergotherapie

→ Übelkeit
→ Schmerzen
→ Stuhlinkontinenz

Kommunikation Pflege – Arzt
- Arzt informiert
- Fragen/Mitteilungen an Arzt
- Mitteilungen/Anordnungen vom Arzt
- Bereitschaftsarzt, Notarzt, Krankenwagen
- Ggf. Einweisung in Klinik

Ärztliches Verordnungsblatt
- Medikamentenänderungen
  - Applikationsform
  - Vollständiger Medikamentenname
  - Dosierung mit tageszeitlicher Zuordnung
- Für Bedarfsmedikation festlegen lassen
  - Einzeldosis
  - Tageshöchstmenge
  - Genaue Indikationsstellung

Medizinische Pflege
- Vitalwertkontrolle
- Medikamentengabe

Vitalwerteblatt
- Blutdruck
- Puls
- Temperatur
- Blutzucker

Bilanzierungsbogen
- Einfuhr:
  - Getränke
  - Flüssige Speisen, z. B. Suppe
  - Sondernahrung, z. B. Astronautenkost
  - Sondenkost
  - Tee bzw. Wasser zum Sondenspülen
  - Infusionen, z. B. s. c.
- Ausfuhr:
  - Urin (ggf. Inkontinenzprodukte wiegen)
  - Durchfall (ggf. Inkontinenzprodukte wiegen)
  - Sekrete in Drainagen
  - Blut bei starken Blutungen

Stuhlprotokoll
- Zeitpunkt
- Menge
- Konsistenz
- Begleiterscheinungen (z. B. Schmerzen) bei der Stuhlentleerung

Sturzrisikoerfassungsbogen
- Ermittlung Sturzrisiko

Pflegenachweis
- Waschen ganz/Teilwaschung VÜ, TÜ, A
- Umkleiden VÜ, TÜ, A
- Inkontinenzwechsel VÜ, TÜ, A

Pflegebericht

Was habe ich beobachtet?

Beobachtbare Symptome
- Tachykardie
- Abwehrspannung Bauch
- Vermehrte Darmgeräusche
- Urinausscheidung gering
- Urin konzentriert
- Zittern

Äußerungen des Patienten/Bewohners:

- „Mir tut der Bauch so weh."
- „Ich halte das nicht mehr aus."
- „Hört das denn gar nicht auf."
- Angst
- Unsicherheit
- Sorgen
- Ekel

Was habe ich getan?

- Bauchdeckenentspannende Lagerung angeregt
- Bei Bewusstlosigkeit oder Schwäche Seitenlage durchgeführt
- Ggf. Nahrungskarenz (Vorsicht bei Diabetikern)

Wie haben die Maßnahmen gewirkt?

- Keine weiteren Durchfälle
- Vitalwerte im Normbereich
- Urinausscheidung normal
- Bewusstsein ist klar
- Bewohner ist ansprechbar

Formulierungsbeispiel

Seit drei Std. starke Durchfälle (wässrig). Kann sich nicht erinnern, etwas Falsches gegessen zu haben. Hat Imodium bekommen. Soll sich das nächste melden, wenn er auf Toilette war.

Übergabe

- **Überprüfungsintervall:** Festlegen, wann nach Patient/Bewohner zu sehen ist
- **Weiterführende Maßnahmen für die nächste Schicht:** Vitalwertekontrolle; Information der Angehörigen, Betreuer, Bezugspersonen
- **Arztanordnungen:** ggf. Bedarfsmedikation, Arzt über Verlauf informieren, Krankenhauseinweisung vorbereiten, Überleitungsbogen

Kommunikation Pflege – Arzt

- Arzt informiert
- Fragen/Mitteilungen an Arzt
- Mitteilungen/Anordnungen vom Arzt
- Flüssigkeitszufuhr
  - Menge besprechen und festlegen
  - Substitution besprechen und ggf. festlegen
  - Begleitmaßnahmen, z. B. Flüssigkeit eindicken, besprechen

Ärztliches Verordnungsblatt

- Ggf. Durst auslösende Medikamenten absetzen oder pausieren

Medizinische Pflege

- Vitalwertkontrolle

Vitalwerteblatt

- Blutzucker

Bilanzierungsbogen

- Einfuhr:
  - Getränke
  - Flüssige Speisen, z. B. Suppe
  - Sondernahrung, z. B. Astronautenkost
  - Sondenkost
  - Tee bzw. Wasser zum Sondenspülen
  - Infusionen, z. B. s. c.
- Ausfuhr:
  - Urin (ggf. Inkontinenzprodukte wiegen)
  - Durchfall (ggf. Inkontinenzprodukte wiegen)
  - Sekrete in Drainagen
  - Blut bei starken Blutungen

Screening nach Expertenstandard „Orale Ernährung"

- Grobe Anzeichen für Flüssigkeitsmangel, z. B.:
  - Tief liegende Augen
  - Konzentrierterer Urin
  - Auf Flüssigkeitsdefizit hinweisende Verwirrtheit
  - Auffällig geringe Trinkmenge

Assessment nach Expertenstandard „Orale Ernährung"

- Gründe für eine geringe Flüssigkeitsmenge:
  - Funktionseinschränkung der Arme oder Hände
  - Schluckstörungen
  - Beziehung zu den Versorgungspersonen
  - Starkes Schwitzen
  - Krankheitsbedingter Flüssigkeitsverlust

Pflegebericht

Was habe ich beobachtet?

Beobachtbare Symptome:

- Trockene Zunge/Mund
- Urinausscheidung niedrig
- Urin konzentriert
- Vermehrte Urinausscheidung
- Urin sehr hell
- Aggressivität
- Verschlechterung der Orientierung

Äußerungen des Patienten/Bewohners:

- „Ich kann trinken, soviel ich will, ich habe immer Durst."
- Durst

Was habe ich getan?

- Flüssigkeit nach Arztanordnung eingedickt
- Bei PEG nach Arztanordnung Flüssigkeitsmenge erhöht

Wie haben die Maßnahmen gewirkt?

- Patient/Bewohner ist ruhiger
- Durstgefühl geringer oder beseitigt
- Patient/Bewohner trinkt ausreichend

Formulierungsbeispiel

Trinkt selbstständig nichts. Muss immer wieder dazu aufgefordert werden.

Übergabe

- **Überprüfungsintervall:** Festlegen, wann nach Patient/Bewohner zu sehen ist
- **Weiterführende Maßnahmen für die nächste Schicht:** Trinkverhalten, Vitalzeichenkontrolle
- **Arztanordnungen:** Trinkmenge erhöhen, Diuretika reduzieren, Flüssigkeitsmenge bei PEG erhöhen

Kommunikation Pflege – Arzt

- Arzt informiert
- Fragen/Mitteilungen an Arzt
- Mitteilungen/Anordnungen vom Arzt
- Einlauf
  - Indikation (Stuhlverstopfung, Medikamentengabe)
  - Art (Hebe-Senkeinlauf, Reinigungseinlauf)
  - Umfang und Häufigkeit

Ärztliches Verordnungsblatt

- Abführende Medikamente als Bedarfsmedikation
  - Applikationsform
  - Vollständiger Medikamentenname
  - Dosierung mit tageszeitlicher Zuordnung
- Für Bedarfsmedikation festlegen lassen
  - Einzeldosis
  - Tageshöchstmenge
  - Genaue Indikationsstellung

Medizinische Pflege

- Einlauf
- Vitalwertkontrolle

Vitalwerteblatt

- Blutdruck
- Puls

Stuhlprotokoll

- Zeitpunkt
- Menge
- Konsistenz
- Begleiterscheinungen (z. B. Schmerzen) bei der Stuhlentleerung

Pflegenachweis

- Waschen Teilwaschung VÜ, TÜ, A
- Transfer VÜ, TÜ, A

Pflegebericht

Was habe ich beobachtet?

Beobachtbare Symptome:

- Fester Bauch
- Bauchschmerzen
- Schmerzen beim Pressen zum Stuhlgang
- Übelkeit
- Begründete Zusammenhänge zu anderen Erkrankungen/Vorkommnissen:
  - Bewegungsmangel
  - Flüssigkeitsmangel
  - Morphingabe bei Schmerzen
  - Darmerkrankung
  - Psychische Erkrankungen

Äußerungen des Patienten/Bewohners:

- „Ich mag den Einlauf nicht, aber es muss sein."
- „Danach geht es mir schon viel besser."
- Angst
- Unruhe
- Scham
- Ekel

Was habe ich getan?

- Einlauf nach ärztlicher Anordnung durchgeführt

Wie haben die Maßnahmen gewirkt?

- Stuhlausscheidung kam in Gang
- Bauchbeschwerden nehmen ab

Formulierungsbeispiel

Herrn Z. war das mit dem Einlauf sehr peinlich. Er sagt, dass er zum ersten Mal in seinem Leben so etwas bekommen habe. War aber danach sehr erleichtert.

Übergabe

- **Überprüfungsintervall:** Festlegen, wann nach Patient/Bewohner zu sehen ist; wie oft Einlauf gegeben werden darf
- **Weiterführende Maßnahmen für die nächste Schicht:** Vitalzeichenkontrolle, Hilfestellung bei Toilette
- **Arztanordnungen:** ggf. Medikamentenänderung, Abführmittel

Kommunikation Pflege – Arzt

- Arzt informiert
- Fragen/Mitteilungen an Arzt
- Mitteilungen/Anordnungen vom Arzt
- Bereitschaftsarzt, Notarzt, Krankenwagen
- Ggf. Einweisung in Klinik

Ärztliches Verordnungsblatt

- Antiemetische Medikamente ansetzen (regelmäßig oder als Bedarfsmedikation)
  - Applikationsform
  - Vollständiger Medikamentenname
  - Dosierung mit tageszeitlicher Zuordnung
- Für Bedarfsmedikation festlegen lassen
  - Einzeldosis
  - Tageshöchstmenge
  - Genaue Indikationsstellung
- Ggf. Erbrechen auslösende Medikamenten absetzen oder pausieren
- Bei Bluterbrechen (Hämatemesis) ggf. gerinnungshemmende Medikamente absetzen bzw. pausieren

Medizinische Pflege

- Vitalwertkontrolle
- Medikamentengabe

Vitalwerteblatt

- Blutdruck
- Puls
- Temperatur
- Blutzucker

Bilanzierungsbogen

- Einfuhr:
  - Getränke
  - Flüssige Speisen, z. B. Suppe
  - Sondernahrung, z. B. Astronautenkost
  - Sondenkost
  - Tee bzw. Wasser zum Sondenspülen
  - Infusionen, z. B. s. c.
- Ausfuhr:
  - Urin (ggf. Inkontinenzprodukte wiegen)
  - Durchfall (ggf. Inkontinenzprodukte wiegen)
  - Sekrete in Drainagen
  - Blut bei starken Blutungen

Screening/Assessment zum Expertenstandard „Orale Ernährung"

- Lebensmittel, die vertragen werden
- Lebensmittel, die nicht vertragen werden

Sturzrisikoerfassungsbogen

- Ermittlung Sturzrisiko

Pflegenachweis

- Waschen ganz/Teilwaschung VÜ, TÜ, A
- Umkleiden VÜ, TÜ, A
- Transfer
- Mundpflege VÜ, TÜ, A

Pflegebericht

Was habe ich beobachtet?

Beobachtbare Symptome:

- Patient/Bewohner erbricht:
  - Nach Nahrungsaufnahme
  - Nach Medikamenteneinnahme
  - Bei Chemotherapie
  - Bei Schmerzen
  - Bei Ekelgefühlen
  - Nach Alkohol

  - Nach Sturz mit Kopfbeteiligung
  - Bei Durchfall
  - Bei Herzschmerzen
  - Bei starkem Husten
  - Bei bekannter Migräne
- Farbe des Erbrochenen
- Geruch des Erbrochenen
- Beschaffenheit des Erbrochenen
- Beimengungen des Erbrochenen:
  - Schleim?
  - Blut frisch oder kaffeesatzartig
  - Nahrungsbestandteile
  - Koterbrechen (Miserere)
  - Menge des Erbrochenen
- Schwindel
- Kaltschweißigkeit
- Kreislaufprobleme

Äußerungen des Patienten/Bewohners:

- „Mir ist so schlecht."
- „Gott sei Dank ist es raus."
- „Wann hört das mal auf."
- „Ich kann nicht mehr."

Was habe ich getan?

- Bauchdeckenentspannende Lagerung
- Bei Bewusstlosigkeit oder Schwäche Seitenlage
- Ggf. Zahnprothese herausnehmen (lassen)
- Ggf. Nahrungskarenz (Vorsicht bei Diabetikern)
- Bewohner bei Verdacht auf Noroviren isolieren

Wie haben die Maßnahmen gewirkt?

- Kein weiteres Erbrechen
- Bewohner ist ansprechbar
- Übelkeit ist besser oder beseitigt

Formulierungsbeispiel

Heute zweimal erbrochen. Erbrochenes mit vielen Speiseresten. Seit Mittag besser.

Übergabe

- **Überprüfungsintervall:** Festlegen, wann nach Patient/Bewohner zu sehen ist
- **Weiterführende Maßnahmen für die nächste Schicht:** Vitalzeichenkontrolle; Information der Angehörigen, Betreuer, Bezugspersonen; Infektionsmeldung intern und zum Gesundheitsamt veranlassen
- **Arztanordnungen:** Bedarfsmedikation anordnen, Erbrochenes untersuchen, Medikamenten- oder Nahrungsumstellung, Diagnostik, z. B. Ausschluss Herzinfarkt, ggf. Krankenhauseinweisung

Medizinische Pflege

- Vitalwertkontrolle

Vitalwerteblatt

- Gewicht
- BMI

Bilanzierungsbogen

- Einfuhr:
  - Getränke
  - Flüssige Speisen, z. B. Suppe
  - Sondernahrung, z. B. Astronautenkost
  - Sondenkost
  - Tee bzw. Wasser zum Sondenspülen
  - Infusionen, z. B. s. c.
- Ausfuhr:
  - Urin (ggf. Inkontinenzprodukte wiegen)
  - Durchfall (ggf. Inkontinenzprodukte wiegen)
  - Sekrete in Drainagen
  - Blut bei starken Blutungen

Screening/Assessment nach Expertenstandard „Orale Ernährung“

- Festhalten der tatsächlichen Essensmenge

Pflegenachweis

- Hilfe bei der Nahrungsaufnahme VÜ, TÜ, A

Pflegebericht

Was habe ich beobachtet?

Beobachtbare Symptome:

- Patient/Bewohner kann oder kann nicht:
  - Mahlzeit aussuchen
  - Essen klein schneiden
  - Schmieren
  - Brot/Brötchen belegen
  - Mund öffnen
  - Öffnet Mund nur nach Aufforderung
  - Vergisst zu kauen
  - Schluckt nur nach Aufforderung
  - Schluckt nur nach Stimulation
  - Hand zum Mund führen
  - Hand zum Mund führen lassen
  - Mund schließen

Äußerungen des Patienten/Bewohners:

- „Ich fühle mich wie ein kleines Kind.“
- „Wenn Sie mir helfen, klappt es besser.“
- Hilflosigkeit
- Kraftlosigkeit
- Widerwillen

Was habe ich getan?

- Hilfe bei der Nahrungsaufnahme gegeben

Wie haben die Maßnahmen gewirkt?

- Orale Ernährung ist gesichert
- Nahrung und Flüssigkeit wird vertragen
- Besprochene Portion wird aufgegessen
- Gewicht ist stabil oder steigt
- Patient/Bewohner verschluckt sich weniger

Formulierungsbeispiel

Konnte Löffel und Gabel gut zum Mund führen. Kann noch nicht mit Messer schneiden (Hand muss geführt werden, dann geht's). Hat die ganze Portion zum Mittag aufgegessen.

Übergabe

- **Überprüfungsintervall:** Festlegen, wann nach Patient/Bewohner zu sehen ist
- **Weiterführende Maßnahmen für die nächste Schicht:** Information, Beratung und Schulung der Angehörigen, Betreuer, Bezugspersonen
- **Arztanordnungen** ggf. Nahrungsanpassung

Medizinische Pflege

- Vitalwertkontrolle

Vitalwerteblatt

- Gewicht
- BMI

Bilanzierungsbogen

- Einfuhr:
  - Getränke
  - Flüssige Speisen, z. B. Suppe
  - Sondernahrung, z. B. Astronautenkost
  - Sondenkost
  - Tee bzw. Wasser zum Sondenspülen
  - Infusionen, z. B. s. c.
- Ausfuhr:
  - Urin (ggf. Inkontinenzprodukte wiegen)
  - Durchfall (ggf. Inkontinenzprodukte wiegen)
  - Sekrete in Drainagen
  - Blut bei starken Blutungen

Ernährungs- und Applikationsplan

- Protokoll enterale Ernährung:
  - Körpergröße, Körpergewicht Ist/Soll
  - Kalorienbedarf/Tag
  - Name des Sondenkostproduktes
  - Applikation (Schwerkraft oder Pumpe)
  - Gesamtnahrungsmenge/Tag
  - Gesamtflüssigkeitsmenge/Tag
  - Ernährungsintervalle (Nahrung/ml und Flüssigkeit/ml jeweils mit Flussrate ml/h)
  - Applikationszeit

Screening/Assessment nach Expertenstandard „Orale Ernährung"

- Festhalten der tatsächlichen Essensmenge

Pflegenachweis

- Hilfe bei der Nahrungsaufnahme VÜ, TÜ, A

Pflegebericht

Was habe ich beobachtet?

Beobachtbare Symptome:

- Gewichtsentwicklung
- Reaktionen auf die Nahrungsgabe:
  - Erbrechen
  - Durchfall
  - Aufstoßen
  - Schluckauf

Äußerungen des Patienten/Bewohners:

- „Mir fehlt der Geschmack des Essens."
- „Die Sonde stört mich in der Bewegung."
- Hilflosigkeit

Was habe ich getan?

- Oberkörper des Patienten/Bewohners 35–45° hoch gelagert
- Nahrung nach Plan verabreicht
- Sonde gespült

Wie haben die Maßnahmen gewirkt?

- Orale Ernährung ist gesichert
- Gewicht ist stabil oder steigt

Formulierungsbeispiel

Vertrug Sondenkost besser als gestern, kein Erbrechen, bisher kein Durchfall.

Übergabe

- **Überprüfungsintervall:** Festlegen, wann nach Patient/Bewohner zu sehen ist
- **Weiterführende Maßnahmen für die nächste Schicht:** Einlaufgeschwindigkeit kontrollieren; Information, Beratung und Schulung der Angehörigen, Betreuer, Bezugspersonen
- **Arztanordnungen:** ggf. Nahrungsanpassung, Flüssigkeitsmengenanpassung

Kommunikation Pflege – Arzt

- Arzt informiert
- Fragen/Mitteilungen an Arzt
- Mitteilungen/Anordnungen vom Arzt
- Bereitschaftsarzt, Notarzt, Krankenwagen
- Ggf. Einweisung in Klinik

Ärztliches Verordnungsblatt

- Fieber senkende Medikamente ansetzen (regelmäßig oder als Bedarfsmedikation)
  - Applikationsform
  - Vollständiger Medikamentenname
  - Dosierung mit tageszeitlicher Zuordnung
- Für Bedarfsmedikation festlegen lassen
  - Einzeldosis
  - Tageshöchstmenge
  - Genaue Indikationsstellung

Medizinische Pflege

- Vitalwertkontrolle
- Medikamentengabe

Vitalwerteblatt

- Temperatur
- Blutdruck
- Puls

Bilanzierungsbogen

- Einfuhr:
  - Getränke
  - Flüssige Speisen, z. B. Suppe
  - Sondernahrung, z. B. Astronautenkost
  - Sondenkost
  - Tee bzw. Wasser zum Sondenspülen
  - Infusionen, z. B. s. c.
- Ausfuhr:
  - Urin (ggf. Inkontinenzprodukte wiegen)
  - Durchfall (ggf. Inkontinenzprodukte wiegen)
  - Sekrete in Drainagen
  - Blut bei starken Blutungen

Sturzrisikoerfassungsbogen

- Ermittlung Sturzrisiko

Pflegenachweis

- Waschen ganz/Teilwaschung VÜ, TÜ, A
- Umkleiden VÜ, TÜ, A
- Mundpflege VÜ, TÜ, A

Pflegebericht

Was habe ich beobachtet?

Beobachtbare Symptome:

- Blässe
- Übelkeit
- Frösteln, Schüttelfrost
- Fieberkrampf
- Zyanose

Äußerungen des Patienten/Bewohners:

- „Mir ist so kalt/heiß."
- Erschöpfung
- Unwohlsein

Was habe ich getan?

- Wadenwickel angelegt
- Patient/Bewohner aufgedeckt oder ausgezogen

Wie haben die Maßnahmen gewirkt?

- Fieber ist gesunken
- Bewusstsein ist klar
- Patient/Bewohner trinkt ausreichend

Formulierungsbeispiel

Gab an, dass ihm furchtbar heiß sei, trockener Mund, leichte Übelkeit. 39,8 °C, nach Wadenwickel Temperatur nun bei 38,7 °C.

Übergabe

- **Überprüfungsintervall:** Festlegen, wann nach Patient/Bewohner zu sehen ist
- **Weiterführende Maßnahmen für die nächste Schicht:** Vitalzeichenkontrolle, Temperaturverhalten
- **Arztanordnungen:** z. B. antipyretische Maßnahmen, Flüssigkeit substituieren, s. c.-Infusion, bei PEG Flüssigkeitsmenge erhöhen, Blutabnahme für mikrobielle Untersuchung

Kommunikation Pflege – Arzt

- Schriftliche Anordnung
- Telefonische Absprachen und Anordnungen
- Fax-Anfragen und Anordnungen

Ärztliches Verordnungsblatt

- Medikamentenänderungen
  - Applikationsform
  - Vollständiger Medikamentenname
  - Dosierung mit tageszeitlicher Zuordnung
- Für Bedarfsmedikation festlegen lassen
  - Einzeldosis
  - Tageshöchstmenge
  - Genaue Indikationsstellung

Dekubitusrisikoskala

- Braden-Skala:
  - Sensorisches Empfindungsvermögen (Fähigkeit, adäquat auf druckbedingte Beschwerden zu reagieren)
  - Feuchtigkeit (Ausmaß, in dem die Haut Feuchtigkeit ausgesetzt ist)
  - Aktivität (Fähigkeit, die Position zu wechseln und zu halten)
  - Ernährung (Ernährungsgewohnheiten)
  - Reibung und Scherkräfte

Bewegungsbogen

- Lagewechsel:
  - Zeitpunkt
  - Lagerungsart
  - Hilfsmittel
- Bewegungsfähigkeit des Patienten/Bewohners

Fixierungsprotokoll

- Grund der Fixierung:
  - Eigengefährdung
  - Fremdgefährdung
- Art der Fixierung
  - Leibgurt
  - Sitzgurt
  - Bettgitter
  - Sonstiges
- Datum, Uhrzeit des Anlegens der Fixierung
- Datum, Uhrzeit des Lösens der Fixierung
- Einwilligung:
  - Des Bewohners
  - Des Betreuers
- Ärztliche Anordnung
- Genehmigung des Vormundschaftgerichts

Pflegenachweis

- Waschen ganz/Teilwaschung VÜ, TÜ, A
- Umkleiden ganz/teilweise VÜ, TÜ, A
- Inkontinenzmaterialwechsel VÜ, TÜ, A
- Hilfe bei der Nahrungsaufnahme VÜ, TÜ, A

Pflegebericht

Was habe ich beobachtet?

Beobachtbare Symptome:

- Patient/Bewohner:
  - Wehrt sich gegen die Fixierung
  - Liegt/sitzt ruhig
- Äußerungen des Patienten/Bewohners:
  - „Ich komme mir vor wie im Gefängnis."
  - Hilflosigkeit
  - Mutlosigkeit
  - Hoffnungslosigkeit

Was habe ich getan?

- Die Fixierungsmaßnahmen hinreichend erläutert

Wie haben die Maßnahmen gewirkt?

- Patient/Bewohner toleriert die Fixierung
- Eigengefährdung ist reduziert

Formulierungsbeispiel

Sehr unruhig, Fixierung wurde angebracht, danach schnell ruhiger geworden.

Übergabe

- **Überprüfungsintervall:** Festlegen, wann nach Patient/Bewohner zu sehen ist
- **Weiterführende Maßnahmen für die nächste Schicht:** Kontrolle der Fixierung; Bewegungs-/Lagerungsintervalle festlegen und umsetzen; Information, Beratung und Schulung der Angehörigen, Betreuer, Bezugspersonen
- **Arztanordnungen:** ggf. Medikamentenänderung, psychiatrische Einweisung

Kommunikation Pflege – Arzt

- Arzt informiert
- Nahrungsergänzungsmittel festlegen
- Logopädie/Schlucktraining initiieren
- PEG besprechen

Ärztliches Verordnungsblatt

- Appetitfördernde Medikamente ansetzen (regelmäßig oder als Bedarfsmedikation)
  - Applikationsform
  - Vollständiger Medikamentenname
  - Dosierung mit tageszeitlicher Zuordnung
- Bedarfsmedikation festlegen:
  - Einzeldosis
  - Tageshöchstmenge
  - Genaue Indikationsstellung
- Ggf. appetitbeeinträchtigende Medikamente absetzen

Medizinische Pflege

- Vitalwertkontrolle
- Medikamentengabe

Vitalwerteblatt

- Gewicht
- BMI
- Blutzucker

Bilanzierungsbogen

- Einfuhr:
  - Getränke
  - Flüssige Speisen, z. B. Suppe
  - Sondernahrung, z. B. Astronautenkost
  - Sondenkost
  - Tee bzw. Wasser zum Sondenspülen
  - Infusionen, z. B. s. c.
- Ausfuhr:
  - Urin (ggf. Inkontinenzprodukte wiegen)
  - Durchfall (ggf. Inkontinenzprodukte wiegen)
  - Sekrete in Drainagen
  - Blut bei starken Blutungen

Dekubitusrisikoskala

- Braden-Skala:
  - Sensorisches Empfindungsvermögen (Fähigkeit, adäquat auf druckbedingte Beschwerden zu reagieren)
  - Feuchtigkeit (Ausmaß, in dem die Haut Feuchtigkeit ausgesetzt ist)
  - Aktivität (Fähigkeit, die Position zu wechseln und zu halten)
  - Ernährung (Ernährungsgewohnheiten)
  - Reibung und Scherkräfte

Screening nach Expertenstandard „Orale Ernährung"

- Grobe Anzeichen für Nahrungsmangel, z. B.:
  - Auffällig niedriges Körpergewicht
  - Zu weit gewordene Kleidung
  - Unbeabsichtigter Gewichtsverlust (mehr als 5 % in 1–3 Monaten, mehr als 10 % in 6 Monaten)
  - Auffällig geringe Essmenge

Assessment nach Expertenstandard „Orale Ernährung"

- Gründe für eine geringe Nahrungsaufnahme:
  - Funktionseinschränkung der Arme oder Hände
  - Schluckstörungen, schlechter Zustand des Mundes
  - Verdacht auf inadäquate Diät

Pflegebericht

Was habe ich beobachtet?

Beobachtbare Symptome:

- Körpergewicht:
  - Zu niedrig
  - Richtig
  - Zu hoch
- Kleidung:
  - Zu „groß"
  - Passt gut
  - Zu eng
- Körper:
  - Abgemagert
  - Gut genährt
  - Zu dick

Äußerungen des Patienten/Bewohners:

- „Mir schmeckt hier gar nichts."
- „Das Essen ist immer zu kalt."
- „Ich habe noch nie viel gegessen."
- „Ich habe immer Hunger, aber nach dem ersten Bissen bin ich schon satt."
- Angst
- Unsicherheit

Was habe ich getan?

- Mehrere kleine Mahlzeiten über den Tag verteilt angeboten
- Hochkalorische Ergänzungskost angeboten

Wie haben die Maßnahmen gewirkt?

- Patient/Bewohner hat zugenommen
- Kleidung passt wieder

Formulierungsbeispiel

Seit letzter Woche wieder 1 kg abgenommen. Ist sehr enttäuscht. Versteht das nicht, da sie doch immer die Zusatznahrung getrunken hätte.

Übergabe

- **Überprüfungsintervall:** Festlegen der Intervalle für Assessment und Wiegen
- **Weiterführende Maßnahmen für die nächste Schicht:** Information, Beratung, Schulung von Patient/Bewohner, Angehörigen und Bezugspersonen; Umsetzen der besprochenen Maßnahmen
- **Arztanordnungen:** Gewicht und Ernährung kontrollieren, Kostumstellung

Kommunikation Pflege – Arzt

- Arzt informiert
- Fragen/Mitteilungen an Arzt
- Mitteilungen/Anordnungen vom Arzt
- Bereitschaftsarzt, Notarzt, Krankenwagen
- Ggf. Einweisung in Klinik

Ärztliches Verordnungsblatt

- Ggf. gleichgewichtsverändernde Medikamente, z. B. Schlafmedikamente, absetzen bzw. pausieren

Medizinische Pflege

- Vitalwertkontrolle

Vitalwerteblatt

- Blutdruck
- Puls
- Temperatur
- Blutzucker

Sturzrisikoerfassungsbogen

- Ermittlung Sturzrisiko

Pflegenachweis

- Transfer
- Waschen ganz/Teilwaschung VÜ, TÜ, A
- Umkleiden VÜ, TÜ, A
- Hilfe bei der Nahrungsaufnahme VÜ, TÜ, A

Pflegebericht

Was habe ich beobachtet?

Beobachtbare Symptome:

- Drehschwindel
- Sitzinstabilität
- Patient/Bewohner kann:
  - Nicht stehen
  - Nicht gehen
  - Nur liegen

Äußerungen des Patienten/Bewohners:

- Schmerzen
- Angst
- Gleichgültigkeit
- Hoffnungslosigkeit
- Mutlosigkeit
- Wut

Was habe ich getan?

- Bei Mobilisation Sicherheit durch Unterstützung gegeben

Wie haben die Maßnahmen gewirkt?

- Bewegungsmöglichkeit nahm zu
- Mobilität ist erhöht

Formulierungsbeispiel

Brauchte heute Hilfe beim Aufstehen und Gehen. Ist ganz traurig, dass es heute nicht alleine geklappt hat

Übergabe

- **Überprüfungsintervall:** Festlegen, wann nach Patient/Bewohner zu sehen ist
- **Weiterführende Maßnahmen für die nächste Schicht:** Vitalzeichenkontrolle; Sturzgefahr und Interventionen; Information, Beratung, Schulung von Patient/Bewohner, Angehörigen, Bezugspersonen
- **Arztanordnungen:** ggf. Krankenhauseinweisung

Kommunikation Pflege – Arzt

- Arzt informiert
- Fragen/Mitteilungen an Arzt
- Mitteilungen/Anordnungen vom Arzt

Ärztliches Verordnungsblatt

- Ggf. Haarausfall auslösende Medikamenten absetzen oder pausieren

Pflegebericht

Was habe ich beobachtet?

Beobachtbare Symptome:

- Haarausfall altersentsprechend
- Plötzlich aufgetreten
- Rückzug ins Private
- Hinweise auf Zusammenhänge, z. B.:
  - Medikamentenumstellung
  - Mangelernährung
  - Vergiftungen/Schadstoffe
  - Zytostatikatherapie

Äußerungen des Patienten/Bewohners:

- „Auf meine Haare war ich immer ganz besonders stolz.“
- Angst
- Gleichgültigkeit
- Hoffnungslosigkeit
- Mutlosigkeit
- Wut

Was habe ich getan?

- Nahrung auf vitalstoffreiche Kost umgestellt

Wie haben die Maßnahmen gewirkt?

- Haarausfall ist geringer geworden
- Patient/Bewohner kann Haarausfall besser akzeptieren

Formulierungsbeispiel

Entsetzt über starken Haarverlust. Habe gesagt, dass ich Ihre Angst gut verstehen kann.

Übergabe

- **Überprüfungsintervall:** beim Kämmen, Haare waschen
- **Weiterführende Maßnahmen für die nächste Schicht:** Gespräch mit Angehörigen, Bezugspersonen ermöglichen; Information, Beratung von Patient/Bewohner, Angehörigen und Bezugspersonen
- **Arztanordnungen:** ggf. Perücke

→ Appetit, Appetitlosigkeit
→ Trauer
→ Umgang mit Erkrankung

→ Schmerzen
→ Sturz
→ Synkope, Ohnmacht

Kommunikation Pflege – Arzt

- Arzt informiert
- Fragen/Mitteilungen an Arzt
- Mitteilungen/Anordnungen vom Arzt

Ärztliches Verordnungsblatt

- Schmerzmedikamente ansetzen (regelmäßig oder als Bedarfsmedikation)
  - Applikationsform
  - Vollständiger Medikamentenname
  - Dosierung mit tageszeitlicher Zuordnung
- Für Bedarfsmedikation festlegen lassen
  - Einzeldosis
  - Tageshöchstmenge
  - Genaue Indikationsstellung
- Ggf. gerinnungshemmende Medikamenten absetzen oder pausieren

Medizinische Pflege

- Vitalwertkontrolle
- Medikamentengabe

Vitalwerteblatt

- Blutdruck
- Puls

Schmerzerfassungsbogen

- Ermittelte Schmerzintensität
- Ort
- Dauer

Schmerzverlaufsbogen

- Ermittelte Schmerzintensität, z. B. numerische Skala
- Begleiterscheinungen
- Schlafverhalten
- Beeinträchtigungen

Pflegebericht

Was habe ich beobachtet?

Beobachtbare Symptome:

- Lokalisation des Hämatoms
- Größe des Hämatoms
- Schmerzen
- Blässe, Frösteln
- Kreislaufprobleme
- Weitere Blutungszeichen, wie Hämaturie, Zahnfleischbluten

Äußerungen des Patienten/Bewohners:

- Übelkeit
- Unwohlsein
- Schwindel
- Angst

Was habe ich getan?

- Hämatomstelle gekühlt
- Druckverband angelegt
- Spezielle Lagerung (Erste Hilfe, Schocklagerung) durchgeführt

Wie haben die Maßnahmen gewirkt?

- Hämatom wird nicht größer
- Schmerz ist unter 4 auf der numerischen Skala (von 1–10)

Formulierungsbeispiel

Nach Insulinspritze großer Bluterguss am rechten Unterbauch. Tut weh. Kühlung mit kaltem Waschlappen war angenehm.

Übergabe

- **Überprüfungsintervall:** Intervall der Vitalzeichenkontrolle und der Schmerzerfassung festlegen
- **Weiterführende Maßnahmen für die nächste Schicht:** bei Sturz Präventionsmaßnahmen einleiten und Information der Angehörigen sicherstellen, Beratung
- **Arztanordnungen:** bei großen Hämatomen ständige Arztinformation, Krankenhauseinweisung vorbereiten

Kommunikation Pflege – Arzt
- Arzt informiert
- Fragen/Mitteilungen an Arzt
- Mitteilungen/Anordnungen vom Arzt
- Bereitschaftsarzt, Notarzt, Krankenwagen
- Ggf. Einweisung in Klinik

Ärztliches Verordnungsblatt
- Ggf. gerinnungshemmende Medikamente absetzen bzw. pausieren

Medizinische Pflege
- Vitalwertkontrolle
- Blasenkatheterpflege

Vitalwerteblatt
- Blutdruck
- Puls
- Temperatur

Miktionsprotokoll
- Menge
- Toilettengang
- Ausscheidung Stuhlgang/Urin
- Selbstständig/mit Aufforderung
- Begleitung zur Toilette
- Vorlage trocken/nass
- Hilfsmittel
- Uhrzeit der Miktion oder Defäkation

Pflegenachweis
- Mobilisation
- Toilettengang
- Wechsel von Inkontinenzmaterial

Pflegebericht
Was habe ich beobachtet?

Beobachtbare Symptome:
- Blässe, Frösteln
- Schmerzen
- Mögliche Ursachen:
  - Antikoagulantien-Therapie
  - Entzündung durch Dauerkatheter (DK), suprapubischen Dauerkatheter (SPDK)
  - DK, SPDK von Bewohner Kunden selbst gezogen
  - Manipulationen am DK, SPDK
  - Prostata-/Blasenkarzinom, Prostata-Operation
  - Nierensteinabgang
- Blutkoagel
- Farbveränderung:
  - Fleischwasserfarben
  - Rötlich
  - Massiv rot

Äußerungen des Patienten/Bewohners:

- „Ist das gefährlich?“
- „Muss ich jetzt sterben?“
- „Das hatte ich schon einmal.“

Was habe ich getan?

- Viel zu trinken gegeben
- Bei Entzündung Schmerzmittelgabe
- Bei Entzündung und Schmerzen Wärme (oder Kälte) verabreicht

Wie haben die Maßnahmen gewirkt?

- Blutung hat nachgelassen oder aufgehört

Formulierungsbeispiel

Hatte heute Blutkoagel im Katheterbeutel. Wahrscheinlich wegen gestriger Manipulation am DK. Bitte beobachten.

Übergabe

- **Überprüfungsintervall:** Festlegen, wann nach Patient/Bewohner zu sehen ist
- **Weiterführende Maßnahmen für die nächste Schicht:** Vitalzeichenkontrolle; Information der Angehörigen, Betreuer, Bezugspersonen
- **Arztanordnungen:** Bedarfsmedikation, Flüssigkeitssubstitution, ggf. Krankenhauseinweisung

Kommunikation Pflege – Arzt
- Arzt informiert
- Fragen/Mitteilungen an Arzt
- Mitteilungen/Anordnungen vom Arzt
- Bereitschaftsarzt, Notarzt, Krankenwagen
- Ggf. Einweisung in (psychiatrische) Klinik

Ärztliches Verordnungsblatt
- Entsprechende Medikamente ansetzen (regelmäßig oder als Bedarfsmedikation)
  - Applikationsform
  - Vollständiger Medikamentenname
  - Dosierung mit tageszeitlicher Zuordnung
- Für Bedarfsmedikation festlegen lassen
  - Einzeldosis
  - Tageshöchstmenge
  - Genaue Indikationsstellung
- Halluzinationen auslösende Medikamenten absetzen oder pausieren

Medizinische Pflege
- Vitalwertkontrolle
- Medikamentengabe

Vitalwerteblatt
- Blutdruck
- Puls
- Temperatur

Mini-Mental-Status-Test
- Orientierung
- Merkfähigkeit
- Aufmerksamkeit und Rechenfähigkeit
- Erinnerungsfähigkeit
- Sprache

Sturzrisikoerfassungsbogen
- Ermittlung Sturzrisiko

Pflegebericht
Was habe ich beobachtet?

Beobachtbare Symptome:
- Erinnerungsvermögen gemindert oder fehlt
- Zeitliche, örtliche, situative Orientierung schlecht oder fehlt
- Unruhe
- Fühlt sich verfolgt oder bedroht
- Sieht nicht anwesende Personen oder Tiere
- Befindet sich gedanklich an einem anderen Ort
- Befindet sich gedanklich in einer anderen Zeit

Äußerungen des Patienten/Bewohners:
- Spricht mit nicht anwesenden Personen
- Spricht vor sich hin
- „Wie kommt der Hund in mein Zimmer."
- „Was macht der schwarze Mann an meinem Bett."
- „Das weiße Pferd nimmt mich mit."
- „Ich höre Radio Israel."
- „Wer ruft denn da immer."
- „Die Kinder haben gerufen; ich muss nach Hause."
- Angst
- Ratlosigkeit

Was habe ich getan?

- Validierende Gespräche geführt
- Basale Stimulation angewendet

Wie haben die Maßnahmen gewirkt?

- Patient/Bewohner ist ruhiger
- Orientierung hat sich verbessert

Formulierungsbeispiel

Fehlende Orientierung bezüglich Ort und Zeit. Spricht mit Tochter, obwohl diese nicht da ist.

Übergabe

- **Überprüfungsintervall:** Festlegen, wann nach Patient/Bewohner zu sehen ist
- **Weiterführende Maßnahmen für die nächste Schicht:** Vitalzeichenkontrolle; Information der Angehörigen, Betreuer, Bezugspersonen
- **Arztanordnungen:** Wiederholung der Bedarfsmedikation, Flüssigkeitssubstitution

→ Dauerkatheter (DK) legen
→ Dehydratation
→ Schmerzen

Kommunikation Pflege – Arzt

- Arzt informiert
- Fragen/Mitteilungen an Arzt
- Mitteilungen/Anordnungen vom Arzt
- Bereitschaftsarzt, Notarzt, Krankenwagen
- Ggf. Einweisung in Klinik

Ärztliches Verordnungsblatt

- Medikamentenänderungen
  - Applikationsform
  - Vollständiger Medikamentenname
  - Dosierung mit tageszeitlicher Zuordnung
- Für Bedarfsmedikation festlegen lassen
  - Einzeldosis
  - Tageshöchstmenge
  - Genaue Indikationsstellung

Medizinische Pflege

- Blasenkatheterlegen bzw. -wechsel
- Vitalwertkontrolle
- Medikamentengabe

Vitalwerteblatt

- Blutdruck
- Puls

Bilanzierungsbogen

- Einfuhr:
  - Getränke
  - Flüssige Speisen, z. B. Suppe
  - Sondernahrung, z. B. Astronautenkost
  - Sondenkost
  - Tee bzw. Wasser zum Sondenspülen
  - Infusionen, z. B. s. c.
- Ausfuhr:
  - Urin (ggf. Inkontinenzprodukte wiegen)
  - Durchfall (ggf. Inkontinenzprodukte wiegen)
  - Sekrete in Drainagen
  - Blut bei starken Blutungen

Miktionsprotokoll

- Menge, Toilettengang
- Ausscheidung Urin selbstständig/mit Aufforderung
- Begleitung zur Toilette
- Vorlage trocken/nass
- Uhrzeit der Miktion

Pflegebericht

Was habe ich beobachtet?

Beobachtbare Symptome:

- Blässe, Frösteln
- Schmerzen
- Mögliche Ursachen:
  - Prostata-/Blasenkarzinom
  - Nierensteinabgang
  - Nach Operationen

Äußerungen des Patienten/Bewohners:

- „Mir tut der Bauch so weh."
- Angst, Unsicherheit

Was habe ich getan?

- Wenn der Harnverhalt keine medizinischen Ursachen hat:
  - Hände des Patienten/Bewohners in warmes Wasser getaucht oder Wasser im Zimmer laufen gelassen
  - Wärmflasche, feucht-warmen Wickel oder Dampfkompresse auf die Blasen- oder Nierengegend gelegt
  - Unterbauch mit ätherischem Öl (Salbei, Fenchel, Rosmarin) eingerieben
  - Ausreichende Trinkmenge von 2 l am Tag angeboten

Wie haben die Maßnahmen gewirkt?

- Patient/Bewohner kann Wasser lassen

Formulierungsbeispiel

Trotz gefüllter Blase konnte Frau T. heute nicht wasserlassen. Als ich das Wasser am Waschbecken habe laufen lassen, ging es.

Übergabe

- **Überprüfungsintervall:** Festlegen, wann nach Patient/Bewohner zu sehen ist
- **Weiterführende Maßnahmen für die nächste Schicht:** Vitalzeichenkontrolle; Information der Angehörigen, Betreuer, Bezugspersonen
- **Arztanordnungen:** Bedarfsmedikation, Flüssigkeitssubstitution, ggf. Krankenhauseinweisung

Kommunikation Pflege – Arzt

- Arzt informiert
- Fragen/Mitteilungen an Arzt
- Mitteilungen/Anordnungen vom Arzt

Ärztliches Verordnungsblatt

- Medikamente, z. B. Salben, ansetzen (regelmäßig oder als Bedarfsmedikation)
  - Applikationsform
  - Vollständiger Medikamentenname
  - Dosierung mit tageszeitlicher Zuordnung
- Für Bedarfsmedikation festlegen lassen
  - Einzeldosis
  - Tageshöchstmenge
  - Genaue Indikationsstellung
- Ggf. Hautausschlag auslösende Medikamente absetzen oder pausieren

Medizinische Pflege

- Salbenapplikation
- Medikamentengabe

Pflegebericht

Was habe ich beobachtet?

Beobachtbare Symptome:

- Lokalisation
- Schnelligkeit des Auftretens
- Plötzliches Auftreten
- Größe des Ausschlags
- Hinweise auf Zusammenhänge wie:
  - Neue Medikamente
  - Medikamentenumstellung (z. B. Antibiose)
  - Erkrankungen (Gürtelrose)
  - Nahrungsunverträglichkeit
  - Parasitenbefall (Läuse)
- Erscheinungsbild des Ausschlags:
  - In Flecken
  - In Bahnen
  - Ringförmig, z. B. Gürtelrose
  - In Straßen, z. B. Flöhe
- Aussehen des Ausschlags:
  - Rote Punkte
  - Pusteln
  - Trocken oder feucht
- Äußerungen des Patienten/Bewohners:
  - Schmerzen
  - Juckreiz
  - Gleichgültigkeit
  - Hoffnungslosigkeit

Was habe ich getan?

- Einreibung mit spezieller Salbe bei bekanntem Hautausschlag
- Kühlung
- Leichte Kleidung angelegt

Wie haben die Maßnahmen gewirkt?

- Ausschlag geht zurück
- Ausschlag wird blasser
- Juckreiz lässt nach

Formulierungsbeispiel

Seit gestern kleine rote Pusteln an der Innenseite des linken Armes, heute schlimmer. Kein Juckreiz, keine Schmerzen. Arzt informiert.

Übergabe

- **Überprüfungsintervall:** Festlegen, wann nach Patient/Bewohner zu sehen ist
- **Weiterführende Maßnahmen für die nächste Schicht:** Vitalzeichenkontrolle, Information, Beratung von Patient/Bewohner, Angehörigen, Bezugspersonen

- **Arztanordnungen:** lokale Salbenapplikation

Kommunikation Pflege – Arzt
- Arzt informiert
- Fragen/Mitteilungen an Arzt
- Mitteilungen/Anordnungen vom Arzt

Ärztliches Verordnungsblatt
- Medikamente ansetzen (regelmäßig oder als Bedarfsmedikation)
  - Applikationsform
  - Vollständiger Medikamentenname
  - Dosierung mit tageszeitlicher Zuordnung
- Für Bedarfsmedikation festlegen lassen
  - Einzeldosis
  - Tageshöchstmenge
  - Genaue Indikationsstellung

Medizinische Pflege
- Vitalwertkontrolle
- Medikamentengabe

Vitalwerteblatt
- Temperatur

Pflegebericht
Was habe ich beobachtet?

Beobachtbare Symptome:
- Halsschmerzen
- Husten
- Niesen
- Erkennbare Ursachen für die Heiserkeit:
  - Langes Singen, Reden, Schreien
  - Grippe oder grippaler Infekt
  - Zustand nach einer Intubationsnarkose
  - Bekannte Stimmbandprobleme
  - Schluckstörungen

Äußerungen des Patienten/Bewohners:
- „Mein Hals fühlt sich ganz rau an."
- „Ich kann nur noch flüstern."
- „Der Hals tut mir sehr weh."
- „Ich fühle mich nicht wohl."

Was habe ich getan?
- Viel warmen Tee zum Trinken angeboten
- Dampfbad zum Inhalieren durchgeführt
- Hustenbonbons angeboten

Wie haben die Maßnahmen gewirkt?
- Sprache wird deutlicher und lauter
- Schlucken ist besser möglich
- Schmerzen sind unter 4 auf der numerischen Skala (von 1–10)

Formulierungsbeispiel
Konnte heute fast gar nicht sprechen, Stimme war weg. Soll heute einmal schweigen zur Schonung.

Übergabe
- **Überprüfungsintervall:** Festlegen, wann nach Patient/Bewohner zu sehen ist
- **Weiterführende Maßnahmen für die nächste Schicht:** Temperaturkontrolle; Hygienemaßnahmen, z. B. Mundschutz bei Verdacht auf Grippe; Information der Angehörigen und sonstiger Bezugspersonen
- **Arztanordnungen:** z. B. Medikamentenänderung, Logopädie

→ Fieber
→ Husten
→ Schlucken, Schluckstörung

Kommunikation Pflege – Arzt
- Arzt informiert
- Fragen/Mitteilungen an Arzt
- Mitteilungen/Anordnungen vom Arzt
- Bereitschaftsarzt, Notarzt, Krankenwagen
- Ggf. Einweisung in Klinik

Ärztliches Verordnungsblatt
- Entsprechende Medikamente ansetzen (regelmäßig oder als Bedarfsmedikation)
  - Applikationsform
  - Vollständiger Medikamentenname
  - Dosierung mit tageszeitlicher Zuordnung
- Für Bedarfsmedikation festlegen lassen
  - Einzeldosis
  - Tageshöchstmenge
  - Genaue Indikationsstellung

Medizinische Pflege
- Vitalwertkontrolle
- Medikamentengabe

Vitalwerteblatt
- Puls
- Blutdruck
- Temperatur

Pflegebericht
Was habe ich beobachtet?

Beobachtbare Symptome:
- Blässe
- Zyanose
- Antriebsstörung
- Unruhe
- Kraftlosigkeit

Äußerungen des Patienten/Bewohners:
- Beklemmungsgefühl
- Unruhe
- Angst
- Unsicherheit
- Unwohlsein

Was habe ich getan?
- Atemunterstützende Lagerung/Einreibung durchgeführt
- Beengende Kleidung gelockert
- Fenster geöffnet
- Erste Hilfe – Schocklage durchgeführt

Wie haben die Maßnahmen gewirkt?
- Herzklopfen, -rasen besser oder verschwunden
- Patient/Bewohner fühlt sich besser

Formulierungsbeispiel

Herzrasen, Puls bei 140, regelmäßig. Vorher anstrengendes Telefonat mit Sohn. Nach 10 Minuten Zustand besser.

Übergabe
- **Überprüfungsintervall:** Festlegen, wann nach Patient/Bewohner zu sehen ist
- **Weiterführende Maßnahmen für die nächste Schicht:** Vitalzeichenkontrolle; Information der Angehörigen, Betreuer, Bezugspersonen
- **Arztanordnungen:** ggf. Sauerstoffgabe mit Mengenangabe und Zeitintervall, Dauer

Kommunikation Pflege – Arzt

- Arzt informiert
- Fragen/Mitteilungen an Arzt
- Mitteilungen/Anordnungen vom Arzt
- Bereitschaftsarzt, Notarzt, Krankenwagen
- Ggf. Einweisung in Klinik

Pflegebericht

Was habe ich beobachtet?

Beobachtbare Symptome:

- Kommunikation gestört
- Rückzug
- Isolation
- Unsicherheit
- Aggressivität
- Niedergeschlagenheit

Äußerungen des Patienten/Bewohners

- „Sie müssen lauter mit mir sprechen, ich versteh Sie nicht."
- „Ich kann Sie nicht verstehen."
- „Mit dem rechten Ohr kann ich besser hören."
- „Ich würde gern mitlachen, aber ich verstehe es nicht."
- „Immer dieses Geräusch im Ohr, ich bin total genervt."
- „Das Rauschen im Ohr halte ich nicht mehr aus."
- Zuversicht
- Lebensfreude
- Dankbarkeit
- Unsicherheit
- Angst
- Ratlosigkeit
- Unwohlsein

Was habe ich getan?

- Validierende Gespräche geführt
- Orientierungshilfe gegeben
- Basale Stimulation durchgeführt
- Patient/Bewohner von besserer Seite angesprochen
- Bei Hörgeräten geholfen

Wie haben die Maßnahmen gewirkt?

- Patient/Bewohner fühlt sich wohler
- Patient/Bewohner nimmt an Aktivitäten teil.
- Tinnitus ist leiser geworden

Formulierungsbeispiel

Tinnitus heute wieder schlimmer, will in Ruhe gelassen werden.

Übergabe

- **Überprüfungsintervall:** Funktionsfähigkeit der Hörgeräte prüfen
- **Weiterführende Maßnahmen für die nächste Schicht:** Information, Beratung, Schulung von Patient/Bewohnern, Angehörigen und Bezugspersonen
- **Arztanordnungen:** ggf. Ohrspülung, Konsil HNO

→ Angst
→ Kommunikation, Interaktion
→ Sprechen, Sprechstörungen, Sprachstörungen

→ Ernährung, Unterstützung bei Magensonde, PEG, PEJ
→ Ernährung, Unterstützung
→ Gewichtsabnahme

Kommunikation Pflege – Arzt

- Arzt informiert
- Fragen/Mitteilungen an Arzt
- Mitteilungen/Anordnungen vom Arzt
- Nahrungsergänzungsmittel besprechen

Medizinische Pflege

- Vitalwertkontrolle

Vitalwerteblatt

- Blutzucker
- Gewicht
- BMI

Screening/Assessment nach Expertenstandard „Orale Ernährung"

- Festhalten der tatsächlichen Essensmenge

Pflegebericht

Was habe ich beobachtet?

Beobachtbare Symptome:

- Heißhunger
- Isst von Tellern der Anderen
- Nimmt Anderen Essen weg und steckt es sich in den Mund
- Aggressivität
- Unruhe

Äußerungen des Patienten/Bewohners:

- Äußert Hunger
- Bittet um Essen
- Redet permanent über Essen
- Unwohlsein

Was habe ich getan?

- Häufiger kleine Mahlzeiten angeboten
- Zwischenmahlzeiten gereicht
- Nahrung angedickt
- Nahrung angereichert
- Zusatznahrung eingesetzt

Wie haben die Maßnahmen gewirkt?

- Bewohner ist satt
- Bewohner ist weniger aggressiv

Formulierungsbeispiel

Hat trotz doppelter Portion zwischendurch immer wieder Hunger. Zwischenmahlzeit gegeben und für morgen bestellt.

Übergabe

- **Überprüfungsintervall:** bei jeder Mahlzeit/Zwischenmahlzeit
- **Weiterführende Maßnahmen für die nächste Schicht:** Absprache mit Patient/Bewohner, Angehörigen, Bezugspersonen, Betreuer Schulung, Beratung anbieten
- **Arztanordnungen:** Nahrungsergänzungsmittel

Kommunikation Pflege – Arzt
- Arzt informiert
- Fragen/Mitteilungen an Arzt
- Mitteilungen/Anordnungen vom Arzt

Ärztliches Verordnungsblatt
- Entsprechende Medikamente ansetzen (regelmäßig oder als Bedarfsmedikation)
  - Applikationsform
  - Vollständiger Medikamentenname
  - Dosierung mit tageszeitlicher Zuordnung
- Bei Bedarfsmedikation festlegen lassen
  - Einzeldosis
  - Tageshöchstmenge
  - Genaue Indikationsstellung

Medizinische Pflege
- Vitalwertkontrolle
- Medikamentengabe

Vitalwerteblatt
- Blutdruck
- Puls
- Temperatur

Pflegebericht
Was habe ich beobachtet?

Beobachtbare Symptome:
- Auswurf
- Blässe
- Zyanose
- Leistungsminderung
- Unruhe
- Schlaflosigkeit

Äußerungen des Patienten/Bewohners:
- „Ich huste mir noch die Lunge aus dem Hals."
- „Mir tut schon der ganze Bauch vom Husten weh."
- Unruhe
- Angst
- Unwohlsein
- Kraftlosigkeit

Was habe ich getan?
- Atemerleichternde Lagerung durchgeführt

Wie haben die Maßnahmen gewirkt?
- Patient/Bewohner hustet weniger

Formulierungsbeispiel

Heute Nacht wieder starker Husten, sagt, sie hat deswegen kein Auge zumachen können. Nach Paracodein etwas besser.

Übergabe
- **Überprüfungsintervall:** Festlegen, wann nach Patienten/Bewohner zu sehen ist
- **Weiterführende Maßnahmen für die nächste Schicht:** Vitalzeichenkontrolle; Information der Angehörigen, Betreuer, Bezugspersonen
- **Arztanordnungen:** Bedarfsmedikation, Medikamentenänderung

→ Fieber
→ Heiserkeit
→ Sputum

Kommunikation Pflege – Arzt

- Arzt informiert
- Fragen/Mitteilungen an Arzt
- Mitteilungen/Anordnungen vom Arzt

Ärztliches Verordnungsblatt

- Schmerzmedikamente (regelmäßig oder als Bedarfsmedikation)
  - Applikationsform
  - Vollständiger Medikamentenname
  - Dosierung mit tageszeitlicher Zuordnung
- Für Bedarfsmedikation festlegen lassen
  - Einzeldosis
  - Tageshöchstmenge
  - Genaue Indikationsstellung

Medizinische Pflege

- Medikamentengabe

Bewegungsbogen

- Lagewechsel:
  - Zeitpunkt
  - Lagerungsart
  - Hilfsmittel
- Bewegungsfähigkeit des Patienten/Bewohners

Dekubitusrisikoskala

- Braden-Skala
  - Sensorisches Empfindungsvermögen (Fähigkeit, adäquat auf druckbedingte Beschwerden zu reagieren)
  - Feuchtigkeit (Ausmaß, in dem die Haut Feuchtigkeit ausgesetzt ist)
  - Aktivität (Fähigkeit, die Position zu wechseln und zu halten)
  - Ernährung (Ernährungsgewohnheiten)
  - Reibung und Scherkräfte

Schmerzerfassungsbogen

- Ermittelte Schmerzintensität
- Ort
- Dauer

Schmerzverlaufsbogen

- Ermittelte Schmerzintensität, z. B. numerische Skala
- Begleiterscheinungen
- Schlafverhalten
- Beeinträchtigungen

Sturzrisikoerfassungsbogen

- Ermittlung Sturzrisiko

Pflegenachweis

- Waschen ganz/Teilwaschung, VÜ, TÜ, A
- Umkleiden VÜ, TÜ, A
- Transfer
- Inkontinenzwechsel VÜ, TÜ, A
- Hilfe bei der Nahrungsaufnahme VÜ, TÜ, A
- Bewegung/Lagerungswechsel VÜ, TÜ, A

Pflegebericht

Was habe ich beobachtet?

Beobachtbare Symptome:

- Massive Kraftlosigkeit
- Fehlender Haltungstonus
- Starke Ängste
- Herz-Kreislauf-Probleme
- Depression

Äußerungen des Patienten/Bewohners:

- „Ich fühle mich total schlapp."
- „Ich kann nicht mehr stehen oder sitzen."
- „Wenn ich liege, geht es."
- Schmerzen
- Kraftlosigkeit

Was habe ich getan?

- Basale Stimulation angewendet

Wie haben die Maßnahmen gewirkt?

- Schmerzen sind unter 4 auf der numerischen Skala (von 1–10)
- Kreislaufbeschwerden sind erträglich oder verschwunden

Formulierungsbeispiel

Heute früh war keine Mobilisation in Stuhl möglich. Dafür Bewegungsübungen im Bett.

Übergabe

- **Überprüfungsintervall:** Festlegen des Bewegungswechsels/der Mobilisation
- **Weiterführende Maßnahmen für die nächste Schicht:** Information, Beratung, Schulung der Angehörigen, Betreuer, Bezugspersonen

Kommunikation Pflege – Arzt

- Arzt informiert
- Fragen/Mitteilungen an Arzt
- Mitteilungen/Anordnungen vom Arzt

Ärztliches Verordnungsblatt

- Juckreiz lindernde Medikamente ansetzen (regelmäßig oder als Bedarfsmedikation)
  - Applikationsform
  - Vollständiger Medikamentenname
  - Dosierung mit tageszeitlicher Zuordnung
- Für Bedarfsmedikation festlegen lassen
  - Einzeldosis
  - Tageshöchstmenge
  - Genaue Indikationsstellung
- Juckreiz fördernde Medikamenten absetzen oder pausieren

Medizinische Pflege

- Salbenapplikation

Pflegebericht

Was habe ich beobachtet?

Beobachtbare Symptome:

- Kratzspuren an der Haut
- Aggressivität
- Ikterus
- Niedergeschlagenheit
- Schlafstörung

Äußerungen des Patienten/Bewohners:

- „Ich werde noch verrückt."
- „Ich kratze mir noch die ganze Haut ab."
- „Ich weiß, dass es falsch ist, aber ich kann nicht aufhören."
- „Ich halte das nicht mehr aus."
- Ratlosigkeit
- Unwohlsein
- Unverständliche Äußerungen
- Halluzinationen

Was habe ich getan?

- Juckreizlindernde Waschungen durchgeführt
- Eingecremt

Wie haben die Maßnahmen gewirkt?

- Juckreiz ist milder oder verschwunden
- Patient/Bewohner fühlt sich wohler

Formulierungsbeispiel

In der Nacht wieder starker Juckreiz, hat gekratzt. Sagt: „Das wird ja immer schlimmer". Nach dem Aufstehen aber besser.

Übergabe

- **Überprüfungsintervall:** Festlegen, wann nach Patient/Bewohner zu sehen ist
- **Weiterführende Maßnahmen für die nächste Schicht:** Dokumentation von Wohlbefinden/Unwohlsein; Information, Beratung von Patient/Bewohner, Angehörigen und Bezugspersonen
- **Arztanordnungen:** Konsil Hautarzt

Pflegebericht

Was habe ich beobachtet?

Beobachtbare Symptome:

- Patient/Bewohner:
  - Kann sich verbal mitteilen
  - Kann sich nonverbal mitteilen
  - Kann sich über Sprachcomputer/Buchstabentafel/Gebärdensprache mitteilen
  - Bekommt regelmäßig Besuch
  - Hat Kontakt zu Mitpatienten/-bewohnern
  - Ist verschlossen/schüchtern
  - Feiert Festtage wie Geburtstag, Namenstag
  - Wird zu Feiern eingeladen
  - Wirkt teilnahmslos
- Kommunikationsaufbau mit:
  - Augen schließen
  - Augen bewegen
  - Hand anheben
  - Lachen
  - Kopf bewegen
  - Stirne runzeln
  - Mund öffnen
  - Köperspannung aufbauen

Äußerungen des Patienten/Bewohners:

- Drückt Wertschätzung aus
- Drückt Lob und Anerkennung aus
- Kritisiert ständig
- Äußert Kritik sachlich
- Erzählt von sich
- Erzählt wenig oder gar nichts von sich
- „Auf meine Kinder kann ich mich verlassen."

Was habe ich getan?

- Validierende Gespräche geführt
- Bewusste Ansprache verwendet
- Basale Stimulation durchgeführt

Wie haben die Maßnahmen gewirkt?

- Patient/Bewohner hat soziale Kontakte
- Interaktionen sind gesteigert

Formulierungsbeispiel

Möchte nicht an Aktivitäten teilnehmen. Sei schon immer Einzelgänger gewesen und lieber alleine. Freut sich aber, dass morgen ihr Sohn kommt.

→ Demenz
→ Hören, Höreinschränkung
→ Verwirrtheit

Kommunikation Pflege – Arzt

- Arzt informiert
- Fragen/Mitteilungen an Arzt
- Mitteilungen/Anordnungen vom Arzt
- Strümpfe:
  - Kompressionsklasse
  - Art (hüftlang oder knielang)
- Wickeln mit Binden:
  - Art (Kurzzug- oder Langzugbinden)
  - Ggf. Polsterung
- Ggf. Wundversorgung

Sturzrisikoerfassungsbogen

- Ermittlung Sturzrisiko

Pflegenachweis

- Anziehen bzw. Ausziehen von Kompressionsstrümpfen
- Wickeln bzw. Abwickeln der Beine

Pflegebericht

Was habe ich beobachtet?

Beobachtbare Symptome:

- Patient/Bewohner:
  - Hat Unterschenkelödeme
  - Hat Ulcus cruris venosum
  - Hat bläulich verfärbte Haut
  - Passt aus anatomischen Gründen kein Kompressionsstrumpf
  - Wartet auf die Lieferung seiner Kompressionsstrümpfe
  - Akzeptiert Versorgung
  - Lehnt Versorgung ab
  - Rollt die Wickel nach unten oder zieht sie aus
- Patient/Bewohner zieht den Strumpf
  - Alleine an
  - Unter Anleitung an
  - Teilweise an
  - Gar nicht an
- Patient/Bewohner:
  - Akzeptiert Versorgung
  - Lehnt Versorgung ab
  - Rollt die Strümpfe nach unten oder zieht sie aus

Äußerungen des Patienten/Bewohners:

- „Die Strümpfe sind viel zu eng."
- „In den Strümpfen habe ich mehr Halt beim Gehen."
- „Die Strümpfe rutschen immer runter."
- „Ich kann die Strümpfe nicht anziehen."
- „Das Bein ist zu eng gewickelt."
- „Die Wickel rutschen immer runter."
- „Ich kann die Beine selbst nicht wickeln."
- Zustimmung/Ablehnung

Was habe ich getan?

- Kompressionsstrumpf aus- oder angezogen
- Beine mit Kurzzugbinden gewickelt
- Beine/Füße teilweise gewaschen
- Beine/Füße eingecremt

Wie haben die Maßnahmen gewirkt?

- Knöchelödeme sind geringer/beseitigt
- Wadenumfang ist geringer
- Wundheilung schreitet voran
- Faltenfreier Sitz
- Zehen sind gut durchblutet

Formulierungsbeispiel

Total genervt wegen Kompressionsstrümpfen. Heute früh mit Rücksprache Hausarzt weggelassen. Sollen aber am Nachmittag wieder angezogen werden.

Übergabe

- **Überprüfungsintervall:** Festlegen, wann die Durchblutung der Füße kontrolliert werden soll
- **Weiterführende Maßnahmen für die nächste Schicht:** Strümpfe ggf. nachts ausziehen; Information, Beratung und Schulung der Angehörigen, Betreuer, Bezugspersonen
- **Arztanordnungen:** ggf. Diuretika-Anordnung oder zusätzlich als Bedarfsmedikation, Rezept Kompressionsstrümpfe

Pflegenachweis
- Waschen ganz/Teilwaschung VÜ, TÜ, A
- Inkontinenzversorgung
- Umkleiden VÜ, TÜ, A

Pflegebericht

Was habe ich beobachtet?

Beobachtbare Symptome:
- Kraftlosigkeit
- Verwahrlosung
- Körpergeruch
- Wut
- Trauer
- Scham

Äußerungen des Patienten/Bewohners:
- „Ich fühle mich wie ein kleines Kind."
- „Ich habe mich noch nie gerne gewaschen."
- Lethargie
- Gleichgültigkeit
- Scham

Wie haben die Maßnahmen gewirkt?
- Körperhygiene ist gewahrt
- Wohlbefinden ist gesteigert

Formulierungsbeispiel

Wollte sich heute früh nicht waschen. Sagte, sie hätte das doch gestern erst getan. Heute „Katzenwäsche", morgen wieder duschen.

Übergabe
- **Überprüfungsintervall:** Festlegen, wann Körperpflege durchgeführt wird
- **Weiterführende Maßnahmen für die nächste Schicht:** Beratungsgespräch mit Patient/Bewohner, Angehörigen, Bezugspersonen

Kommunikation Pflege – Arzt

- Arzt informiert
- Fragen/Mitteilungen an Arzt
- Mitteilungen/Anordnungen vom Arzt

Ärztliches Verordnungsblatt

- Schmerzmedikamente (regelmäßig oder als Bedarfsmedikation)
  - Applikationsform
  - Vollständiger Medikamentenname
  - Dosierung mit tageszeitlicher Zuordnung
- Für Bedarfsmedikation festlegen lassen
  - Einzeldosis
  - Tageshöchstmenge
  - Genaue Indikationsstellung

Medizinische Pflege

- Medikamentengabe

Bewegungsbogen

- Lagewechsel:
  - Zeitpunkt
  - Lagerungsart
  - Hilfsmittel
- Bewegungsfähigkeit des Patienten/Bewohners

Dekubitusrisikoskala

- Braden-Skala:
  - Sensorisches Empfindungsvermögen (Fähigkeit, adäquat auf druckbedingte Beschwerden zu reagieren)
  - Feuchtigkeit (Ausmaß, in dem die Haut Feuchtigkeit ausgesetzt ist)
  - Aktivität (Fähigkeit, die Position zu wechseln und zu halten)
  - Ernährung (Ernährungsgewohnheiten)
  - Reibung und Scherkräfte

Schmerzerfassungsbogen

- Ermittelte Schmerzintensität
- Ort
- Dauer

Schmerzverlaufsbogen

- Ermittelte Schmerzintensität, z. B. numerische Skala
- Begleiterscheinungen
- Schlafverhalten
- Beeinträchtigungen

Sturzrisikoerfassungsbogen

- Ermittlung Sturzrisiko

Pflegenachweis

- Bewegung/Lagerungswechsel VÜ, TÜ, A
- Transfer VÜ, TÜ, A
- Waschen ganz/Teilwaschung VÜ, TÜ, A
- Inkontinenzversorgung VÜ, TÜ, A
- Umkleiden VÜ, TÜ, A
- Hilfe bei der Nahrungsaufnahme VÜ, TÜ, A

Pflegebericht

Was habe ich beobachtet?

Beobachtbare Symptome:

- Betroffenes Gelenk
- Beuge- oder Streckkontraktur
- Gelenkstellung, Funktions-/Bewegungsumfang eines Gelenks
- Patient/Bewohner kann Gelenk aktiv nicht bewegen
- Selbst passiv kann das Gelenk nicht oder nur in sehr geringem Grade bewegt werden
- Schmerzen

→ Bewegungseinschränkung
→ Lähmung
→ Schmerzen

Äußerungen des Bewohners/Kunden:
- Ratlosigkeit
- Unwohlsein
- Schmerzäußerungen:
  - Verbal
  - Nonverbal

Was habe ich getan?
- Für wenig Aufenthalt im Bett (bequeme Sitzgelegenheiten inner- und außerhalb der Zimmer) gesorgt
- Beschäftigungsangebote und Mahlzeiten außerhalb der Zimmer angeboten
- Sinnvolle Bewegungshilfen angeboten
- Eigenständigkeit des Patienten/Bewohners, z. B. durch Mithilfe bei der Stationsgestaltung, gefördert
- Patient/Bewohner zu Aktivitäten und Bewegung motiviert
- Patient/Bewohner über die geplanten Bewegungsübungen informiert und dazu motiviert
- Bei Schmerzen Kältepackungen und vor (aktiven, assistiven oder passiven) Bewegungsübungen Schmerzmittel verabreicht
- Übungen nur bis zur Schmerzgrenze durchgeführt

Wie haben die Maßnahmen gewirkt?
- Beugung hat sich gebessert
- Streckung hat sich gebessert
- Achsstellung hat sich verändert
- Beweglichkeit hat zugenommen

Formulierungsbeispiel
Kann ihren rechten Ellenbogen nicht ausstrecken. Ist traurig und verzweifelt, weint. Bewegungsübungen wollte sie nicht machen, evtl. heute Nachmittag.

Übergabe
- **Überprüfungsintervall:** Festlegen, wie oft Bewegungsübungen
- **Weiterführende Maßnahmen für die nächste Schicht:** Lagerungen; Motivation des Patienten/Bewohners zu Aktivitäten und Bewegung; Beratung Schulung der Angehörigen, Bezugspersonen
- **Arztanordnungen:** Physiotherapie, Schienenversorgung, Schmerzbedarfsmedikation vor Bewegungsübungen

Kommunikation Pflege – Arzt

- Arzt informiert
- Fragen/Mitteilungen an Arzt
- Mitteilungen/Anordnungen vom Arzt
- Bereitschaftsarzt, Notarzt, Krankenwagen
- Ggf. Einweisung in Klinik

Ärztliches Verordnungsblatt

- Entsprechende Medikamente ansetzen (regelmäßig oder als Bedarfsmedikation)
  - Applikationsform
  - Vollständiger Medikamentenname
  - Dosierung mit tageszeitlicher Zuordnung
- Für Bedarfsmedikation festlegen lassen
  - Einzeldosis
  - Tageshöchstmenge
  - Genaue Indikationsstellung
- Ggf. Krampfanfall auslösende Medikamenten absetzen oder pausieren

Medizinische Pflege

- Vitalwertkontrolle
- Medikamentengabe

Vitalwertebogen

- Blutdruck
- Puls
- Temperatur
- Blutzucker

Sturzrisikoerfassungsbogen

- Ermittlung Sturzrisiko

Protokoll Anfallsbeobachtung

- Eigenwahrnehmungen/Fremdwahrnehmungen vor dem Anfall
  - Tätigkeit
  - Wahrnehmungen
  - Mögliche Anfallsauslöser
- Eigenwahrnehmungen/Fremdwahrnehmungen während des Anfalls
  - Bewusstsein
  - Sturz
  - Zuckungen
  - Urin-/Stuhlabgang
  - Kribbeln
  - Schwindel
  - Atmung
  - Sprache
- Eigenwahrnehmungen/Fremdwahrnehmungen nach dem Anfall
  - Dauer
  - Verhalten
  - Gefühle
  - Verletzungen
- Bei mehreren Anfällen hintereinander
  - Anzahl
  - Zeitabstände

→ Angst
→ Sturz
→ Verletzung

Pflegebericht

Was habe ich beobachtet?

- Wie begann der Anfall:
  - Mit Aura
  - Ohne Aura
- Gab es Krampf förderndes Verhalten:
  - Wenig geschlafen
  - Zu viel geschlafen
  - Alkohol
  - Medikamente unregelmäßig genommen
- Wie stellte sich der Anfall dar:
  - Tonisch-klonischer Anfall
  - Augen offen oder geschlossen
  - Kurze Abwesenheit ohne Muskelzuckungen
  - Generalisierter Krampfanfall
- Verletzungen beim Anfall

Was habe ich getan?

- Dafür gesorgt, dass Bewohner sich während des Anfalls nicht verletzt

Wie haben die Maßnahmen gewirkt?

- Krampfanfall hat aufgehört
- Kein neuer Krampfanfall

Formulierungsbeispiel

Heute gegen 12 Uhr epileptischer Anfall. Notarzt gerufen, ist jetzt im Krankenhaus.

Übergabe

- **Überprüfungsintervall:** Festlegen, wann nach Patient/Bewohner zu sehen ist
- **Weiterführende Maßnahmen für die nächste Schicht:** Vitalzeichenkontrolle; Information, Beratung, Schulung von Patient/Bewohner, Angehörigen und Bezugspersonen
- **Arztanordnungen:** Arzt fortlaufend informieren, ggf. Krankenhauseinweisung

Kommunikation Pflege – Arzt

- Arzt informiert
- Fragen/Mitteilungen an Arzt
- Mitteilungen/Anordnungen vom Arzt
- Bereitschaftsarzt, Notarzt, Krankenwagen
- Ggf. Einweisung in Klinik

Ärztliches Verordnungsblatt

- Bei spastischer Lähmung spastikhemmende Medikamente ansetzen
  - Applikationsform
  - Vollständiger Medikamentenname
  - Dosierung mit tageszeitlicher Zuordnung
- Schmerzmedikamente (regelmäßig oder als Bedarfsmedikation)
- Für Bedarfsmedikation festlegen lassen
  - Einzeldosis
  - Tageshöchstmenge
  - Genaue Indikationsstellung

Medizinische Pflege

- Medikamentengabe

Bewegungsbogen

- Lagewechsel:
  - Zeitpunkt
  - Lagerungsart
  - Hilfsmittel
- Bewegungsfähigkeit des Patienten/Bewohners

Dekubitusrisikoskala

- Braden-Skala
  - Sensorisches Empfindungsvermögen (Fähigkeit, adäquat auf druckbedingte Beschwerden zu reagieren)
  - Feuchtigkeit (Ausmaß, in dem die Haut Feuchtigkeit ausgesetzt ist)
  - Aktivität (Fähigkeit, die Position zu wechseln und zu halten)
  - Ernährung (Ernährungsgewohnheiten)
  - Reibung und Scherkräfte

Schmerzerfassungsbogen

- Ermittelte Schmerzintensität
- Ort
- Dauer
- Intervall

Schmerzverlaufsbogen

- Ermittelte Schmerzintensität, z. B. numerische Skala
- Begleiterscheinungen
- Schlafverhalten
- Beeinträchtigungen

Sturzrisikoerfassungsbogen

- Ermittlung Sturzrisiko

Pflegenachweis

- Waschen ganz/Teilwaschung, VÜ, TÜ, A
- Umkleiden VÜ, TÜ, A
- Transfer
- Inkontinenzwechsel VÜ, TÜ, A
- Hilfe bei der Nahrungsaufnahme VÜ, TÜ, A
- Bewegung/Lagerungswechsel VÜ, TÜ, A

→ Bewegungsübungen
→ Immobilität
→ Schmerzen

Pflegebericht

Was habe ich beobachtet?

Beobachtbare Symptome:
- Schlaffe/spastische Lähmung
- Massive Kraftlosigkeit/fehlender Haltungstonus
- Starke Ängste/Abwehr
- Patient/Bewohner bewegt sich nicht selbst

Äußerungen des Patienten/Bewohners:
- „Hacken Sie den Arm ab, der stört mich nur."
- Hilflosigkeit/Hoffnungslosigkeit

Was habe ich getan?

- Basale Stimulation angewendet
- Spastikhemmende Lagerung durchgeführt
- Bei Halbseitenlähmung:
  - Patient/Bewohner von der stärker betroffenen Seite angesprochen
  - Wahrnehmung verbessert, z. B. durch Blickfeld auf bewegliche Objekte

Wie haben die Maßnahmen gewirkt?

- Spastik ist gemildert, Tonus der Muskulatur gesenkt
- Bewegungsmöglichkeit ist gesteigert
- Patient/Bewohner nimmt betroffene Extremität/Seite besser wahr
- Schmerzen sind unter 4 auf der numerischen Skala (von 1–10)

Formulierungsbeispiel

Ist heute sehr traurig wegen gelähmten Arm. Wenn er sich Zeit lässt, kann er alles auch mit links gut machen.

Übergabe

- **Überprüfungsintervall:** Festlegen des Bewegungswechsels/der Mobilisation
- **Weiterführende Maßnahmen für die nächste Schicht:** bei akutem Ereignis Arztanordnung einholen; Fortführung des Bobath-Konzeptes; Information, Beratung und Schulung der Angehörigen/Betreuer/Bezugspersonen
- **Arztanordnungen:** spastikhemmende Medikamente, ggf. Krankenhauseinweisung, Ergotherapie, Physiotherapie

Bewegungsbogen

- Lagewechsel:
  - Zeitpunkt
  - Lagerungsart
  - Hilfsmittel
- Bewegungsfähigkeit des Patienten/ Bewohners

Dekubitusrisikoskala

- Braden-Skala:
  - Sensorisches Empfindungsvermögen (Fähigkeit, adäquat auf druckbedingte Beschwerden zu reagieren)
  - Feuchtigkeit (Ausmaß, in dem die Haut Feuchtigkeit ausgesetzt ist)
  - Aktivität (Fähigkeit, die Position zu wechseln und zu halten)
  - Ernährung (Ernährungsgewohnheiten)
  - Reibung und Scherkräfte

Pflegenachweis

- Transfer
- Inkontinenzwechsel VÜ, TÜ, A

Pflegebericht

Was habe ich beobachtet?

Beobachtbare Symptome:

- Patient/Bewohner empfindet die Lage als bequem
- Wohlbefinden
- Muskulatur ist entspannt
- Gelenkbeweglichkeit ist erhalten
- Patient/Bewohner bewegt sich aus der Lagerung heraus

Äußerungen des Patienten/Bewohners:

- „So liege ich richtig gut."
- „Man weiß schon nicht mehr, wie man liegen soll."
- Schmerzen
- Angst
- Gleichgültigkeit
- Hoffnungslosigkeit

Wie haben die Maßnahmen gewirkt?

- Folgeerkrankungen sind abgewendet
- Patient/Bewohner fühlt sich wohl

Formulierungsbeispiel

Toleriert die Seitenlage auf der rechten Seite nicht. Möchte am liebsten auf dem Rücken liegen. Mit ihm abgesprochen, dass zwischen Rückenlage und linker Seitenlage gewechselt wird.

Übergabe

- **Überprüfungsintervall:** Festlegen, wann Position zu wechseln ist
- **Weiterführende Maßnahmen für die nächste Schicht:** Fingertest, Information, Beratung, Schulung von Patient/ Bewohner, Angehörigen, Bezugspersonen

→ Bewegungseinschränkung
→ Kontraktur
→ Lähmung

Kommunikation Pflege – Arzt

- Arzt informiert
- Fragen/Mitteilungen an Arzt
- Mitteilungen/Anordnungen vom Arzt
- Bereitschaftsarzt, Notarzt, Krankenwagen
- Ggf. Einweisung in Klinik

Ärztliches Verordnungsblatt

- Medikamentenänderung
  - Applikationsform
  - Vollständiger Medikamentenname
  - Dosierung mit tageszeitlicher Zuordnung
- Für Bedarfsmedikation festlegen lassen
  - Einzeldosis
  - Tageshöchstmenge
  - Genaue Indikationsstellung
- Medikamentenpause

Medizinische Pflege

- Vitalwertkontrolle
- Medikamentengabe

Vitalwerteblatt

- Temperatur

Schmerzerfassungsbogen

- Ermittelte Schmerzintensität
- Ort
- Dauer
- Intervall

Schmerzverlaufsbogen

- Ermittelte Schmerzintensität, z. B. numerische Skala
- Begleiterscheinungen
- Schlafverhalten
- Beeinträchtigungen

Pflegebericht

Was habe ich beobachtet?

Beobachtbare Symptome:

- Haut angespannt
- Verhärtung der Lymphknoten
- Lokalisation
- Dauer der Schwellung
- Schlafstörung
- Aktuelle Infekte/Entzündungen

Äußerungen des Patienten/Bewohners:

- Unwohlsein
- Angst
- Schmerz

Wie haben die Maßnahmen gewirkt?

- Wohlbefinden ist gebessert
- Lymphknoten sind entspannt und weich
- Mobilität ist gebessert

Formulierungsbeispiel

Geschwollener Lymphknoten am rechten Hals, tut ihr weh. Hat aber auch leichte Halsschmerzen. Muss beobachtet werden.

Übergabe

- **Überprüfungsintervall:** Festlegen, wann nach Patient/Bewohner zu sehen ist
- **Weiterführende Maßnahmen für die nächste Schicht:** Vitalzeichenkontrolle; Information der Angehörigen, Betreuer, Bezugspersonen
- **Arztanordnungen:** ggf. Biopsie

Kommunikation Pflege – Arzt

- Arzt informiert
- Fragen/Mitteilungen an Arzt
- Mitteilungen/Anordnungen vom Arzt
- Art der Sonde (Magen oder Dünndarm)
- Nahrungskarenz vorher

Medizinische Pflege

- Magensonde legen
- Vitalwertkontrolle

Vitalwerteblatt

- Blutdruck
- Puls

Pflegebericht

Was habe ich beobachtet?

Beobachtbare Symptome:

- Husten
- Würgen
- Abwehr
- Mundschleimhaut blutet
- Nasenschleimhaut blutet

Äußerungen des Patienten/Bewohners:

- „Wenn Sie meinen, dass das hilft …“
- „Wie soll der Schlauch denn in den Magen kommen?“
- Angst
- Unsicherheit

Was habe ich getan?

- Lage der Sonde geprüft (Luftinsufflation, Lackmuspapier)
- Sonde am Naseneingang markiert

Wie haben die Maßnahmen gewirkt?

- Sonde liegt im Magen oder Dünndarm
- Ernährung/Flüssigkeitsversorgung ist sichergestellt

Formulierungsbeispiel

Korrekte Lage der Magensonde geprüft. Fördert gut.

Übergabe

- **Überprüfungsintervall:** Festlegen, wann Lage der Sonde kontrolliert wird
- **Weiterführende Maßnahmen für die nächste Schicht:** Röntgenkontrolle; Information, Beratung, Schulung von Patient/Bewohner, Angehörigen, Bezugspersonen
- **Arztanordnungen:** Röntgenkontrolle aus forensischen Gründen

→ Bewusstseinsstörung
→ Erbrechen
→ Schlucken, Schluckstörung

Ärztliches Verordnungsblatt

- Medikamentenänderung
  - Applikationsform
  - Vollständiger Medikamentenname
  - Dosierung mit tageszeitlicher Zuordnung
- Für Bedarfsmedikation festlegen lassen
  - Einzeldosis
  - Tageshöchstmenge
  - Genaue Indikationsstellung

Medizinische Pflege

- Medikamentengabe

Pflegebericht

Was habe ich beobachtet?

Beobachtbare Symptome:

Patient/Bewohner:

- Findet Medikamente nicht
- Verwechselt Medikamente
- Vergisst die Einnahme
- Sieht Medikament nicht
- Kann Medikament nicht zum Mund befördern
- Kann Medikament nicht schlucken
- Spuckt Medikament aus
- Versteckt Medikament
- Bietet Medikament dem Nachbarn an
- Verschüttet Medikament

Äußerungen des Patienten/Bewohners:

- „Die Medikamente helfen sowieso nicht."
- „Von dem Zeug wird man nur kränker als man schon ist."
- „Ich kann die Medikamente nicht mehr richtig sehen."
- Zustimmung/Ablehnung

Was habe ich getan?

- Medikament verabreicht
- Medikament gemörsert

Wie haben die Maßnahmen gewirkt?

- Bewohner akzeptiert Medikamentengabe
- Medikament wurde geschluckt
- Medikamentenspiegel bleibt erhalten
- Therapieziele sind erreicht

Formulierungsbeispiel

Kommt mit dem Medikamentendispatcher nicht zurecht. Hat heute morgen auch die Tabletten vom Mittag genommen. Bitte Tabletten geben.

Übergabe

- **Überprüfungsintervall:** zeitgestützte Medikamente besprechen
- **Weiterführende Maßnahmen für die nächste Schicht:** Besprechung mit Angehörigen, Bezugspersonen
- **Arztanordnungen:** Besprechung über Medikamentenart, ggf. PEG-Anlage

Kommunikation Pflege – Arzt

- Arzt informiert
- Fragen/Mitteilungen an Arzt
- Mitteilungen/Anordnungen vom Arzt
- Art der Mobilisation (Sessel, Rollstuhl, Toilettenstuhl)
- Dauer der Maßnahme

Ärztliches Verordnungsblatt

- Spastik hemmende Medikamente
  - Applikationsform
  - Vollständiger Medikamentenname
  - Dosierung mit tageszeitlicher Zuordnung
- Für Bedarfsmedikation bei Schmerzspitzen oder Schmerzprävention festlegen lassen
  - Einzeldosis
  - Tageshöchstmenge
  - Genaue Indikationsstellung

Medizinische Pflege

- Vitalwertkontrolle
- Medikamentengabe

Vitalwerteblatt

- Blutdruck
- Puls

Bewegungsbogen

- Lagewechsel:
  - Zeitpunkt
  - Lagerungsart
  - Hilfsmittel
- Bewegungsfähigkeit des Patienten/Bewohners

Dekubitusrisikoskala

- Braden-Skala:
  - Sensorisches Empfindungsvermögen (Fähigkeit, adäquat auf druckbedingte Beschwerden zu reagieren)
  - Feuchtigkeit (Ausmaß, in dem die Haut Feuchtigkeit ausgesetzt ist)
  - Aktivität (Fähigkeit, die Position zu wechseln und zu halten)
  - Ernährung (Ernährungsgewohnheiten)
  - Reibung und Scherkräfte

Sturzrisikoerfassungsbogen

- Ermittlung Sturzrisiko

Pflegenachweis

- Transfer

Pflegebericht

Was habe ich beobachtet?

Beobachtbare Symptome:

- Kann nicht lange außerhalb des Bettes sitzen (Zeit messen)
- Kann nur kleine Wegstrecke gehen (Meterangabe)
- Angst
- Unruhe
- Muskelanspannung
- Verstärkte Wachheit
- Aufmerksamkeit

Äußerungen des Bewohners/Kunden:

- „Immer nur im Bett, da wird man wahnsinnig.“
- „Im Sessel sitze ich am liebsten.“
- Angst
- Gleichgültigkeit
- Hoffnungslosigkeit
- Wohlbefinden

→ Bewegungseinschränkung
→ Immobilität
→ Lähmung

- „Ich kann nicht mehr.“
- „Das ist mir zu viel.“
- „Bringen Sie mich bitte ins Bett.“
- „Ich will nicht mehr.“

Wie haben die Maßnahmen gewirkt?

- Belastbarkeit hat zugenommen
- Grad der Wachheit hat sich verbessert
- Selbstständigkeit des Patienten/Bewohners ist größer geworden

Formulierungsbeispiel

Gemäß Arztanordnung Sitzen an Bettkante geübt. War sehr anstrengend. Ca. 3 Minuten ausgehalten, klagte dann, dass es jetzt aber genug sei.

Übergabe

- **Überprüfungsintervall:** Festlegen, wann nach Patient/Bewohner zu sehen ist
- **Weiterführende Maßnahmen für die nächste Schicht:** Vitalzeichenkontrolle
- **Arztanordnungen:** Häufigkeit und Dauer der Mobilisation festlegen bzw. steigern, Hilfsmittel

Kommunikation Pflege – Arzt
- Arzt informiert
- Fragen/Mitteilungen an Arzt
- Mitteilungen/Anordnungen vom Arzt

Ärztliches Verordnungsblatt
- Entsprechende Medikamente ansetzen (regelmäßig oder als Bedarfsmedikation)
  - Applikationsform
  - Vollständiger Medikamentenname
  - Dosierung mit tageszeitlicher Zuordnung
- Für Bedarfsmedikation festlegen lassen
  - Einzeldosis
  - Tageshöchstmenge
  - Genaue Indikationsstellung
- Müdigkeit auslösende Medikamenten absetzen oder pausieren

Medizinische Pflege
- Vitalwertkontrolle
- Medikamentengabe

Vitalwerteblatt
- Blutdruck
- Puls
- Temperatur
- Blutzucker

Sturzrisikoerfassungsbogen
- Ermittlung Sturzrisiko

Pflegenachweis
- Waschen ganz/Teilwaschung VÜ, TÜ, A
- Umkleiden VÜ, TÜ, A
- Hilfe bei der Nahrungsaufnahme VÜ, TÜ, A
- Inkontinenzversorgung VÜ, TÜ, A
- Hilfe bei Transfers VÜ, TÜ, A

Pflegebericht
Was habe ich beobachtet?

Beobachtbare Symptome:
- Antriebsminderung
- Patient/Bewohner nickt oft nur kurz ein und wird dann sofort wieder wach
- Verlangsamte Handlungen
- Verlangsamtes Reagieren
- Antwortet verlangsamt auf Ansprache
- Gangbildveränderung
- Bewusstseinsveränderung
- Schmerzen erkennbar

Äußerungen des Patienten/Bewohners:
- „Ich sterbe fast vor Müdigkeit."
- „Das quält mich sehr."
- „Ich bin immer müde, hört das mal auf?"
- Unwohlsein
- Stöhnen, Jammern
- Ratlosigkeit, Hilflosigkeit

Was habe ich getan?

- Tagsüber für geistige und körperliche Anregungen gesorgt
- Dafür gesorgt, gewohnte Schlafrituale beizubehalten
- Für ruhige und bequeme Umgebung gesorgt
- Schlaffördernde Maßnahmen durchgeführt, z. B. geeignetes Getränk angeboten, Aromatherapie, Einreibungen

Wie haben die Maßnahmen gewirkt?

- Patient/Bewohner wirkt frischer
- Patient/Bewohner fühlt sich ausgeruht
- Fühlt sich wohl

Formulierungsbeispiel

Heute bedeutend munterer als gestern.

Übergabe

- **Überprüfungsintervall:** Festlegen, wann nach Patient/Bewohner zu sehen ist
- **Weiterführende Maßnahmen für die nächste Schicht:** Vitalzeichenkontrolle; Information der Angehörigen, Betreuer, Bezugspersonen
- **Arztanordnungen:** Bedarfsmedikation, Medikamentenänderung

Pflegenachweis

- Zahnpflege, Mundpflege

Pflegebericht

Was habe ich beobachtet?

Beobachtbare Symptome:

- Belegte Zunge
- Zungenbiss
- Mundöffnen nur mit Hilfe
- Speisereste im Mund
- Beläge am harten Gaumen

Äußerungen des Patienten/Bewohners:

- „Im Mund kann ich nichts so gut haben."
- „Mit der Zahnbürste geht's noch am besten."
- Angst
- Ablehnung

Was habe ich getan?

- Mund gespült mit …
- Beim Zähneputzen unterstützt

Wie haben die Maßnahmen gewirkt?

- Geschmack ist besser geworden
- Zustand der Schleimhäute hat sich verbessert

Formulierungsbeispiel

Weißliche Beläge im Mund, die sich nur schwer entfernen ließen.

Übergabe

- **Überprüfungsintervall:** Festlegen, wie oft Mundpflege durchzuführen ist
- **Weiterführende Maßnahmen für die nächste Schicht:** Information, Beratung, Schulung von Patient/Bewohner, Angehörigen, Bezugspersonen
- **Arztanordnungen:** nur bei Munderkrankungen

→ Bewegungseinschränkung
→ Mundschleimhaut
→ Zahnfleischbluten

Kommunikation Pflege – Arzt

- Arzt informiert
- Fragen/Mitteilungen an Arzt
- Mitteilungen/Anordnungen vom Arzt

Ärztliches Verordnungsblatt

- Entsprechende Medikamente ansetzen (regelmäßig oder als Bedarfsmedikation)
  - Applikationsform
  - Vollständiger Medikamentenname
  - Dosierung mit tageszeitlicher Zuordnung
- Für Bedarfsmedikation festlegen lassen
  - Einzeldosis
  - Tageshöchstmenge
  - Genaue Indikationsstellung
- Ggf. Mundschleimhaut verändernde Medikamenten absetzen oder pausieren

Medizinische Pflege

- Medikamentengabe

Pflegenachweis

- Zahnpflege, Mundpflege

Pflegebericht

Was habe ich beobachtet?

Beobachtbare Symptome:

- Farbe der Mundschleimhaut:
  - Rosig
  - Weiß
- Beschaffenheit:
  - Feucht
  - Borkig
  - Belegt
  - Trocken
- Veränderungen:
  - Blutig
  - Eingerissen

Äußerungen des Patienten/Bewohners:

- „Der ganze Mund tut mir weh."
- „Ich habe keinen richtigen Geschmack mehr."
- Unwohlsein
- Schmerz

Was habe ich getan?

- Mundspülung mit Salbeitee angeboten
- Mundspülung mit Zusatz nach Arztanordnung durchgeführt

Wie haben die Maßnahmen gewirkt?

- Mundschleimhaut ist intakt
- Mundschleimhaut schmerzt nicht

Formulierungsbeispiel

Starke Schmerzen im Mund, kann deshalb nichts Hartes essen. Mundspülung mit Salbei, jetzt etwas besser.

Übergabe

- **Überprüfungsintervall:** Festlegen, wann nach Patient/Bewohner zu sehen ist
- **Weiterführende Maßnahmen für die nächste Schicht:** Information der Angehörigen, Betreuer, Bezugspersonen

Kommunikation Pflege – Arzt

- Arzt informiert
- Fragen/Mitteilungen an Arzt
- Mitteilungen/Anordnungen vom Arzt

Ärztliches Verordnungsblatt

- Medikamentenänderung
  - Applikationsform
  - Vollständiger Medikamentenname
  - Dosierung mit tageszeitl. Zuordnung
- Für Bedarfsmedikation festlegen lassen
  - Einzeldosis
  - Tageshöchstmenge
  - Genaue Indikationsstellung
- Medikamentenpause

Medizinische Pflege

- Vitalwertkontrolle
- Medikamentengabe

Vitalwerteblatt

- Blutdruck
- Puls
- Temperatur

Schmerzerfassungsbogen

- Ermittelte Schmerzintensität
- Ort
- Dauer

Schmerzverlaufsbogen

- Ermittelte Schmerzintensität
- Begleiterscheinungen
- Schlafverhalten
- Beeinträchtigungen

Sturzrisikoerfassungsbogen

- Ermittlung Sturzrisiko

Pflegebericht

Was habe ich beobachtet?

Beobachtbare Symptome:

- Muskelverspannung
- Verhärtung der Muskulatur
- Bewegungseinschränkung
- Schonhaltung
- Schmerzen
- Schlafstörung

Äußerungen des Patienten/Bewohners:

- Unwohlsein
- Schmerz
- Ratlosigkeit
- Hilflosigkeit
- Bittet um Hilfe

Was habe ich getan?

- Muskel langsam gedehnt
- Wärmeanwendung
- Mineralstoffe nach Arztanordnung

Wie haben die Maßnahmen gewirkt?

- Wohlbefinden ist gebessert
- Muskel entspannt und weich
- Mobilität gebessert

Formulierungsbeispiel

Krampf in linker Ferse, Schmerz bei 8. Nach Magnesiumgabe Schmerz besser (4).

Übergabe

- **Überprüfungsintervall:** Festlegen, wann nach Patient/Bewohner zu sehen ist
- **Weiterführende Maßnahmen für die nächste Schicht:** Schmerzkontrolle; Angehörige, Bezugspersonen einbeziehen
- **Arztanordnungen:** Ernährung anpassen, vitalstoffreiche Kost, Ergänzungsnahrung, Mineralien/Spurenelemente substituieren

→ Bewegungseinschränkung
→ Dehydratation
→ Schmerzen

→ Hautveränderungen
→ Körperpflege
→ Zyanose

Pflegenachweis

- Nägel schneiden

Pflegebericht

Was habe ich beobachtet?

Beobachtbare Symptome:

- Aussehen:
  - Gepflegt
  - Kurz geschnitten
  - Zyanotisch
  - Uhrglasförmig
- Veränderungen:
  - Nagelbett eingerissen
  - Einschlüsse im Nagel
  - Spröde
  - Brüchig
- Krankhafte Veränderungen:
  - Nagelpilzbefall
  - Flechtenbefall

Äußerungen des Patienten/Bewohners:

- „Mit solchen Nägeln traut man sich nicht mehr unter die Leute."
- Sorgen

Formulierungsbeispiel

Großer Zehennagel am rechten Fuß verändert: weiß, brüchig. Nagelpilz?

Kommunikation Pflege – Arzt

- Arzt informiert
- Fragen/Mitteilungen an Arzt
- Mitteilungen/Anordnungen vom Arzt
- Bereitschaftsarzt, Notarzt

Ärztliches Verordnungsblatt

- Entsprechende Medikamente, z. B. blutdrucksenkende (regelmäßig oder als Bedarfsmedikation) anordnen
  - Applikationsform
  - Vollständiger Medikamentenname
  - Dosierung mit tageszeitlicher Zuordnung
- Für Bedarfsmedikation festlegen lassen
  - Einzeldosis
  - Tageshöchstmenge
  - Genaue Indikationsstellung
- Ggf. gerinnungshemmende Medikamenten absetzen oder pausieren

Medizinische Pflege

- Vitalwertkontrolle
- Medikamentengabe

Vitalwerteblatt

- Blutdruck
- Puls

Bilanzierungsbogen

- Geschätzte ml bei Ausfuhr aufführen

Sturzrisikoerfassungsbogen

- Ermittlung Sturzrisiko

Pflegenachweis

- Waschen ganz/Teilwaschung VÜ, TÜ, A
- Umkleiden VÜ, TÜ, A

Pflegebericht

Was habe ich beobachtet?

Beobachtbare Symptome:

- Menge des verlorenen Blutes (schätzen)
- Blässe
- Schwindel
- Frösteln

Äußerungen des Patienten/Bewohners:

- „Wenn man es am wenigsten braucht, geht es los."
- Kälte
- Angst
- Unsicherheit
- Ekel

Was habe ich getan?

- Nase tamponiert
- Kühlung des Nackens
- Erste Hilfe durchgeführt

Wie haben die Maßnahmen gewirkt?

- Nasenbluten ist gestillt
- Vitalwerte sind stabil

Formulierungsbeispiel

Heute Nasenbluten, hatte Angst zu verbluten. Blutung aber bald besser.

Übergabe

- **Überprüfungsintervall:** Festlegen, wann nach Patient/Bewohner zu sehen ist
- **Weiterführende Maßnahmen für die nächste Schicht:** Vitalzeichenkontrolle; Information der Angehörigen, Betreuer, Bezugspersonen
- **Arztanordnungen:** ggf. Medikamentenänderung, z. B. Antikoagulantien-Pause

→ Blutung
→ Sturz
→ Synkope, Ohnmacht

→ Dehydratation
→ Durchfall
→ Schwitzen

Kommunikation Pflege – Arzt
- Arzt informiert
- Fragen/Mitteilungen an Arzt
- Mitteilungen/Anordnungen vom Arzt
- Bereitschaftsarzt, Notarzt, Krankenwagen
- Ggf. Einweisung in Klinik

Ärztliches Verordnungsblatt
- Ausscheidungsfördernde Medikamente
  - Applikationsform
  - Vollständiger Medikamentenname
  - Dosierung mit tageszeitlicher Zuordnung

Medizinische Pflege
- Vitalwertkontrolle
- Medikamentengabe
- Blasenkatheterlegen bzw. -wechsel

Vitalwerteblatt
- Blutdruck
- Puls
- Temperatur

Bilanzierungsbogen
- Einfuhr:
  - Getränke
  - Flüssige Speisen, z. B. Suppe
  - Sondernahrung, z. B. Astronautenkost
  - Sondenkost
  - Tee bzw. Wasser zum Sondenspülen
  - Infusionen, z. B. s. c.
- Ausfuhr:
  - Urin (ggf. Inkontinenzprodukte wiegen)
  - Durchfall (ggf. Inkontinenzprodukte wiegen)
  - Sekrete in Drainagen
  - Blut bei starken Blutungen

Miktionsprotokoll
- Menge, Toilettengang
- Ausscheidung Stuhlgang/Urin selbstständig/mit Anforderung
- Begleitung zur Toilette
- Vorlage trocken/nass
- Hilfsmittel, Uhrzeit der Miktion

Pflegebericht

Was habe ich beobachtet?

Beobachtbare Symptome:
- Urinausscheidung niedrig, Vorlagen ständig trocken
- Kein Wasserlassen bei Toilettengängen, Blase ist voll
- Urin konzentriert, Urinausscheidung unter 250 ml in 24 Std.
- Verschlechterung der Orientierung

Äußerungen des Patienten/Bewohners
- „Ich kann kein Wasser lassen."
- „Der Urin ist so dunkel."

Was habe ich getan?
- Wasser am Waschbecken laufen gelassen

Wie haben die Maßnahmen gewirkt?
- Urinausscheidung über 500 ml in 24 Std.
- Vitalwerte sind stabil

Formulierungsbeispiel
Wenig ausgeschieden. Hat gestern aber kaum etwas getrunken. Heute schon mehrmals Wasser angereicht. Mag Birnensaft, Sohn bringt welchen mit.

Übergabe

- **Überprüfungsintervall:** Festlegen, wann nach Patient/Bewohner zu sehen ist
- **Weiterführende Maßnahmen für die nächste Schicht:** Vitalzeichenkontrolle; Information der Angehörigen, Betreuer, Bezugspersonen
- **Arztanordnungen:** Bedarfsmedikation, Flüssigkeitssubstitution, Krankenhauseinweisung

→ Bewusstseinsstörung
→ Demenz
→ Halluzinationen

Kommunikation Pflege – Arzt
- Arzt informiert
- Fragen/Mitteilungen an Arzt
- Mitteilungen/Anordnungen vom Arzt

Ärztliches Verordnungsblatt
- Entsprechende Medikamente (regelmäßig oder als Bedarfsmedikation) anordnen
  - Applikationsform
  - Vollständiger Medikamentenname
  - Dosierung mit tageszeitlicher Zuordnung
- Für Bedarfsmedikation festlegen lassen
  - Einzeldosis
  - Tageshöchstmenge
  - Genaue Indikationsstellung

Medizinische Pflege
- Vitalwertkontrolle
- Medikamentengabe

Vitalwerteblatt
- Blutdruck
- Puls
- Temperatur

Pflegebericht

Was habe ich beobachtet?

Beobachtbare Symptome:
- Erhöhte Müdigkeit
- Reaktionen verlangsamt
- Denkleistung ist gemindert
- Realitätsverlust
- Fähigkeit, Augen zu öffnen:
  - Spontan
  - Auf Schmerzreiz
  - Keine Reaktion
- Fähigkeit, sich verbal mitzuteilen:
  - Orientiert
  - Verwaschene Sprache
  - Unzusammenhängende Worte
  - Unverständliche Laute
  - Keine Reaktion
- Fähigkeit, sich zu bewegen:
  - Befolgt Aufforderungen

Äußerungen des Patienten/Bewohners:
- „Heute geht's mir nicht so gut."
- Angst
- Unsicherheit

Was habe ich getan?
- Patient/Bewohner von der linken Seite laut angesprochen
- Kommunikationsaufbau durchgeführt

Wie haben die Maßnahmen gewirkt?
- Fixierung mit den Augen klappt besser
- Kommunikation ist möglich

Formulierungsbeispiel

Hat beim Kontaktaufnehmen leicht den Kopf in meine Richtung gedreht.

Übergabe
- **Überprüfungsintervall:** Festlegen, wann nach Patient/Bewohner zu sehen ist
- **Weiterführende Maßnahmen für die nächste Schicht:** Festlegen, ob und wann Maßnahmen zu wiederholen sind

Kommunikation Pflege – Arzt

- Arzt informiert
- Fragen/Mitteilungen an Arzt
- Mitteilungen/Anordnungen vom Arzt

Ärztliches Verordnungsblatt

- Sauerstoffgabe
  - Feste Anordnung (z. B. 2 × am Tage 1 Std. oder für 8 Std pro Tag)
  - Als Bedarfsmedikation festlegen: Einzelgabe (Menge in Liter/Min und Zeitdauer), Tageshöchstmenge, genaue Indikationsstellung
- Entsprechende Medikamente (regelmäßig oder als Bedarfsmedikation)
  - Applikationsform
  - Vollständiger Medikamentenname
  - Dosierung mit tageszeitlicher Zuordnung
- Für Bedarfsmedikation festlegen lassen
  - Einzeldosis
  - Tageshöchstmenge
  - Genaue Indikationsstellung

Medizinische Pflege

- Sauerstoffgabe
- Vitalwertkontrolle

Vitalwerteblatt

- Blutdruck
- Puls
- Temperatur
- Atemfrequenz

Pflegebericht

Was habe ich beobachtet?

Beobachtbare Symptome:

- Blässe
- Zyanose
- Abgeschlagenheit
- Schlappheit
- Unruhe
- Angst
- Atemfrequenz vorher, nachher:
  - Normal
  - Sehr schnell
  - Verlangsamt
- Atemintensität vorher, nachher:
  - Normal tief
  - Flach
  - Vertieft
- Atemgeräusche vorher, nachher:
  - Ohne
  - Rasseln
  - Brodeln
  - Giemen
  - Brummen
  - Pfeifen
  - Röcheln
  - Schluckauf

Äußerungen des Patienten/Bewohners:

- Beklemmungsgefühl
- Unsicherheit
- Unwohlsein
- Kraftlosigkeit

Was habe ich getan?

- Beengende Kleidung gelockert
- Oberkörper hochgelagert

→ Atemnot
→ Synkope, Ohnmacht
→ Zyanose

Wie haben die Maßnahmen gewirkt?
- Zyanose besser oder verschwunden
- Patient/Bewohner fühlt sich besser

Formulierungsbeispiel
Heute früh wieder Atemnot, Sauerstoff tat gut. Atmet nun ruhig und gleichmäßig.

Übergabe
- **Überprüfungsintervall:** Festlegen, wann nach Patient/Bewohner zu sehen ist
- **Weiterführende Maßnahmen für die nächste Schicht:** Vitalzeichenkontrolle; Information der Angehörigen, Betreuer, Bezugspersonen
- **Arztanordnungen:** ggf. Krankenhauseinweisung

Kommunikation Pflege – Arzt

- Arzt informiert
- Fragen/Mitteilungen an Arzt
- Mitteilungen/Anordnungen vom Arzt

Ärztliches Verordnungsblatt

- Entsprechende Medikamente ansetzen (regelmäßig oder als Bedarfsmedikation)
  - Applikationsform
  - Vollständiger Medikamentenname
  - Dosierung mit tageszeitlicher Zuordnung
- Für Bedarfsmedikation festlegen lassen
  - Einzeldosis
  - Tageshöchstmenge
  - Genaue Indikationsstellung
- Ggf. Schlaf verändernde Medikamente absetzen oder pausieren

Medizinische Pflege

- Medikamentengabe

Pflegenachweis

- Waschen ganz/Teilwaschung, VÜ, TÜ, A
- Umkleiden VÜ, TÜ, A

Pflegebericht

Was habe ich beobachtet?

- Beobachtbare Symptome:
  - Bekannte Einschlafrituale
  - Regelmäßige Einschlafzeit
  - Erholsamer Schlaf
  - Schlafunterbrechung durch Aufstehen/Toilettengang
  - Zügiges Wiedereinschlafen
  - Wachphasen in der Nacht/ohne Unwohlsein/wegen Muskelkrämpfen
  - Aufwachen wegen Alpträumen

Äußerungen des Patienten/Bewohners:

- Unwohlsein, Angst
- Schmerz
- „Ich kann nicht mehr einschlafen!"
- „Ich liege schon so lange wach."
- „Mir ist kalt."
- Bittet um Hilfe

Was habe ich getan?

- Bedarfsmedikation gegeben
- Zur Toilette begleitet

Wie haben die Maßnahmen gewirkt?

- Wohlbefinden ist gebessert
- Schmerz reduziert oder beseitigt
- Patient/Bewohner schläft

Formulierungsbeispiel

Konnte wieder nicht einschlafen. Ist total gestresst deswegen. Nach kurzem Gespräch dann doch geschlafen.

Übergabe

- **Überprüfungsintervall:** in jeder Schicht
- **Weiterführende Maßnahmen für die nächste Schicht:** Schmerzkontrolle; Angehörige, Bezugspersonen einbeziehen
- **Arztanordnungen:** Ernährung anpassen, z. B. vitalstoffreiche Kost, Ergänzungsnahrung, Mineralien/Spurenelemente substituieren

→ Antriebsminderung
→ Müdigkeit
→ Schlafstörung

Kommunikation Pflege – Arzt

- Arzt informiert
- Fragen/Mitteilungen an Arzt
- Mitteilungen/Anordnungen vom Arzt

Ärztliches Verordnungsblatt

- Entsprechende Medikamente ansetzen (regelmäßig oder als Bedarfsmedikation)
  - Applikationsform
  - Vollständiger Medikamentenname
  - Dosierung mit tageszeitlicher Zuordnung
- Für Bedarfsmedikation festlegen lassen
  - Einzeldosis
  - Tageshöchstmenge
  - Genaue Indikationsstellung
- Schlafverhalten verändernde Medikamenten absetzen oder pausieren

Medizinische Pflege

- Medikamentengabe

Pflegenachweis

- Waschen ganz/Teilwaschung VÜ, TÜ, A
- Umkleiden VÜ, TÜ, A
- Inkontinenzversorgung

Pflegebericht

Was habe ich beobachtet?

Beobachtbare Symptome:

- Patient/Bewohner schläft nicht
- Patient/Bewohner schläft immer nur kurz ein und wird dann wieder wach
- Zielloses Umherirren
- Betätigt die Rufanlage in kurzen Abständen
- Liegt wach im Bett
- Sieht die ganze Nacht fern
- Hört die ganze Nacht Radio/Musik
- Räumt auf
- Liest die ganze Nacht
- Findet keine richtige Lage, dreht sich ständig in seinem Bett
- Bewegungseinschränkung, Schonhaltung
- Schmerzen über 4 auf der numerischen Skala (von 1–10)
- Schlafunterbrechung durch Aufstehen/Toilettengang
- Wachphasen wegen Muskelkrämpfen/Alpträumen
- Patient/Bewohner ist am Tage müde
- Bekannte Rituale beim Patient/Bewohner:
  - Abendliches Lesen
  - Toilettengang vor dem Zubettgehen
  - Fernsehen
  - Musik hören
  - Beten
  - Zähneputzen
  - Einschlafseite

Äußerungen des Patienten/Bewohners:

- Ständiges Rufen
- Stöhnen, Jammern
- Ratlosigkeit, Hilflosigkeit, Angst
- Unwohlsein, Schmerz
- „Ich kann nicht mehr einschlafen!“
- „Ich liege schon so lange wach.“
- „Mir ist kalt.“
- Bittet um Hilfe

Was habe ich getan?

- Rituale aufgebaut:
  - Basale Stimulation durchgeführt
  - Täglich gleiche Bettgehzeit etabliert
  - Biografiearbeit durchgeführt
  - Spätmahlzeit angeboten
- Regelmäßige Kontrollgänge mit Ansage durchgeführt
- Wärme angewendet

Wie haben die Maßnahmen gewirkt?

- Patient/Bewohner konnte einschlafen
- Patient/Bewohner erwacht ausgeruht
- Wohlbefinden ist gebessert
- Mobilität gebessert
- Schmerz reduziert oder beseitigt

Formulierungsbeispiel

Ist heute die ganze Nacht herumgegeistert. Meint, dass da eh' nichts helfe. Schläft aber seit 5:00 Uhr.

Übergabe

- **Überprüfungsintervall:** Häufigkeit in der Nacht festlegen
- **Weiterführende Maßnahmen für die nächste Schicht:** Schmerzkontrolle, Angehörige, Bezugspersonen einbeziehen, Rituale aufbauen
- **Arztanordnungen:** Ernährung anpassen, ggf. Schmerzmedikation abends erhöhen

→ Angst
→ Atemnot
→ Schmerzen

Kommunikation Pflege – Arzt

- Arzt informiert
- Fragen/Mitteilungen an Arzt
- Mitteilungen/Anordnungen vom Arzt

Ärztliches Verordnungsblatt

- Entsprechende Medikamente ansetzen (regelmäßig oder als Bedarfsmedikation)
  - Applikationsform
  - Vollständiger Medikamentenname
  - Dosierung mit tageszeitlicher Zuordnung
- Für Bedarfsmedikation festlegen lassen
  - Einzeldosis
  - Tageshöchstmenge
  - Genaue Indikationsstellung
- Schluckauf auslösende Medikamenten absetzen oder pausieren

Medizinische Pflege

- Medikamentengabe

Pflegebericht

Was habe ich beobachtet?

Beobachtbare Symptome:

- Dauer des Schluckaufs
- Häufigkeit in einer Minute oder Stunde
- Schlafstörung
- Unruhe
- Gereiztheit
- Resignation

Äußerungen des Patienten/Bewohners:

- „Dieser Schluckauf quält mich entsetzlich!“
- Unwohlsein
- Schmerz

Was habe ich getan?

- Wasser zum Trinken
- Zum ruhigen Atmen auffordern

Wie haben die Maßnahmen gewirkt?

- Schluckauf ist beseitigt
- Patient/Bewohner fühlt sich wohl

Formulierungsbeispiel

Heute Abend starker Schluckauf. War erschrocken, da der auch nicht gleich wegging. Jetzt besser.

Kommunikation Pflege – Arzt

- Arzt informiert
- Fragen/Mitteilungen an Arzt
- Mitteilungen/Anordnungen vom Arzt
- Bereitschaftsarzt, Notarzt, Krankenwagen
- Ggf. Einweisung in Klinik

Ärztliches Verordnungsblatt

- Medikamentenänderung
  - Applikationsform
  - Vollständiger Medikamentenname
  - Dosierung mit tageszeitlicher Zuordnung
- Für Bedarfsmedikation festlegen lassen
  - Einzeldosis
  - Tageshöchstmenge
  - Genaue Indikationsstellung
- Medikamentenpause

Medizinische Pflege

- Vitalwertkontrolle
- Medikamentengabe

Vitalwerteblatt

- Blutdruck
- Puls
- Temperatur

Screening/Assessment nach Expertenstandard „Orale Ernährung"

- Festhalten der tatsächlichen Essensmenge nach Möglichkeit mit Nährwertberechnung

Pflegebericht

Was habe ich beobachtet?

Beobachtbare Symptome:

- Hustet beim Essen/Trinken
- Räuspert beim Essen/Trinken
- Verweigert Essen und Trinken
- Zyanose beim Essen/Trinken
- Heisere, belegte Stimme nach dem Essen
- Rezidivierende Pneumonien
- Exsikkose

Äußerungen des Patienten/Bewohners:

- Ablehnung von Essen und Trinken
- „Ich verschlucke mich ständig."
- Angst, sich zu verschlucken

Äußerungen der Angehörigen zum Nahrungsverhalten des Patienten/Bewohners

Was habe ich getan?

- Nahrung eingedickt
- Nahrung mit Löffel angereicht

Wie haben die Maßnahmen gewirkt?

- Verschlucken ist weniger geworden/beseitigt
- Bewohner isst und trinkt mehr
- Wohlbefinden ist erhöht

Formulierungsbeispiel

Hat sich beim Trinken verschluckt, deswegen sehr erschrocken. Jetzt Angst vorm Trinken. Getränke angedickt.

Übergabe

- **Überprüfungsintervall:** bei allen Nahrungs- und Flüssigkeitsgaben
- **Weiterführende Maßnahmen für die nächste Schicht:** Ernährungsverhalten, Absprache mit Patient/Bewohner, Angehörigen, Bezugspersonen, Betreuer; festhalten in der Pflegeplanung; Schulung, Beratung anbieten
- **Arztanordnungen:** Gewicht und Ernährung kontrollieren

→ Demenz
→ Dehydratation
→ Ernährung, Unterstützung bei Magensonde, PEG, PEJ

→ Appetit, Appetitlosigkeit
→ Mundschleimhaut
→ Schnupfen

Kommunikation Pflege – Arzt

- Arzt informiert
- Fragen/Mitteilungen an Arzt
- Mitteilungen/Anordnungen vom Arzt

Ärztliches Verordnungsblatt

- Medikamente bei Pilzbefall der Zunge ansetzen (regelmäßig oder als Bedarfsmedikation)
  - Applikationsform
  - Vollständiger Medikamentenname
  - Dosierung mit tageszeitlicher Zuordnung
- Für Bedarfsmedikation festlegen lassen
  - Einzeldosis
  - Tageshöchstmenge
  - Genaue Indikationsstellung
- Geschmacksverändernde Medikamente absetzen oder pausieren

Medizinische Pflege

- Medikamentengabe

Screening/Assessment nach Expertenstandard „Orale Ernährung"

- Festhalten der tatsächlichen Essensmenge nach Möglichkeit mit Nährwertberechnung

Pflegebericht

Was habe ich beobachtet?

Beobachtbare Symptome:

- Gewichtabnahme
- Patient/Bewohner:
  - Kaut lustlos und lange am Essen
  - Isst Teller nicht leer
  - Rührt Essen nicht an
  - Spuckt Essen aus
  - Macht den Mund nicht auf
- Äußerungen des Patienten/Bewohners:
  - „Ich kriege nichts runter."
  - „Es schmeckt alles gleich."
  - „Mir schmeckt nur noch süß."

Formulierungsbeispiel

Frau P. hat keine Lust zum Essen. Sie sagt, es schmeckt ja sowieso alles gleich.

Kommunikation Pflege – Arzt

- Arzt informiert
- Fragen/Mitteilungen an Arzt
- Mitteilungen/Anordnungen vom Arzt
- Bereitschaftsarzt, Notarzt, Krankenwagen
- Ggf. Einweisung in Klinik

Ärztliches Verordnungsblatt

- Schmerzmedikamente (regelmäßig oder als Bedarfsmedikation)
  - Applikationsform
  - Vollständiger Medikamentenname
  - Dosierung mit tageszeitlicher Zuordnung
- Für Bedarfsmedikation festlegen lassen
  - Einzeldosis
  - Tageshöchstmenge
  - Genaue Indikationsstellung

Medizinische Pflege

- Vitalwertkontrolle
- Medikamentengabe

Vitalwerteblatt

- Blutdruck
- Puls
- Temperatur

Bewegungsbogen

- Lagewechsel:
  - Zeitpunkt
  - Lagerungsart
  - Hilfsmittel
- Bewegungsfähigkeit des Patienten/Bewohners

Schmerzerfassungsbogen

- Wo hat der Patient/Bewohner Schmerzen?
  - Körperteil
- Wann ist der Schmerz aufgetreten?
  - Tageszeit
  - Bei Ruhe oder bei Belastung
  - Zu Beginn einer bestimmten Handlung/Bewegung
  - Bei einer länger dauernden Handlung/Bewegung
- Seit wann hat der Patient/Bewohner diese Schmerzen?
  - Neu aufgetreten
  - Schon länger (Stunden, Tage, Wochen)
  - In zeitlichen Abständen von … Minuten/Stunden/Tagen
- Schmerzart:
  - Kolikartig
  - Druckschmerz
  - Loslassschmerz
- Schmerzintensität/Schmerzstärke:
  - Numerische Skala (von 1–10)
  - ECPA Skala bei kognitiv beeinträchtigten Menschen
- Welche Begleiterscheinungen?
  - Übelkeit
  - Appetitlosigkeit
  - Schlafstörung

Schmerzverlaufsbogen

- Schmerzintensität/Schmerzstärke
- Begleiterscheinungen

→ Schlafstörung
→ Verletzung
→ Wunde

Kopfschmerztagebuch

- Datum/Uhrzeit des Kopfschmerzes
- Schmerzstärke, Schmerzdauer
- Lokalisation am Kopf
- Mögliche Zusammenhänge/Auslöser:
  - Wetterlage
  - Stress
  - Medikamenteneinnahme
- Persönliche Beeinträchtigung

Pflegenachweis

- Waschen ganz/Teilwaschung VÜ, TÜ, A
- Umkleiden VÜ, TÜ, A
- Transfer VÜ, TÜ, A

Pflegebericht

Beobachtbare Symptome:

- → Schmerzerhebungsbogen
- Schonlage
- Begleitende Symptome, z. B.:
  - Übelkeit, Erbrechen
  - Kreislaufprobleme
  - Abwehrspannung Bauch
  - Lähmungen

Äußerungen des Patienten/Bewohners:

- „Mir tut der Bauch so weh."
- „Mir platzt gleich der Kopf."
- „Ich halte das nicht mehr aus."
- „Hört das den gar nicht auf."
- „Lassen Sie mich ja so liegen."
- Schreien
- Weinen
- Angst
- Unsicherheit

Was habe ich getan?

- Schmerzreduzierende Lagerung durchgeführt
- Ablenkung eingesetzt
- Raum abgedunkelt
- Wärme nach Arztanordnung angewendet

Wie haben die Maßnahmen gewirkt?

- Schmerzintensität ist unter 4 auf der numerischen Skala (von 1–10)
- Entspannte Lage ist möglich
- Patient/Bewohner schläft
- Patient/Bewohner ist ruhiger
- Patient/Bewohner ist entspannter

Formulierungsbeispiel

Seit heute Mittag Bauchschmerzen. Wollte nichts essen. Schmerzen sind stärker als sonst. Arzt informiert.

Übergabe

- **Überprüfungsintervall:** Festlegen, wann nach Patient/Bewohner zu sehen ist
- **Weiterführende Maßnahmen für die nächste Schicht:** Information der Angehörigen, Betreuer, Bezugspersonen; Symptomkontrolle
- **Arztanordnungen:** ggf. Medikamentenänderung, Arzt schriftlich über Schmerzverlauf informieren

Kommunikation Pflege – Arzt

- Arzt informiert
- Fragen/Mitteilungen an Arzt
- Mitteilungen/Anordnungen vom Arzt

Ärztliches Verordnungsblatt

- Medikamentenänderungen
  - Applikationsform
  - Vollständiger Medikamentenname
  - Dosierung mit tageszeitlicher Zuordnung
- Für Bedarfsmedikation festlegen lassen
  - Einzeldosis
  - Tageshöchstmenge
  - Genaue Indikationsstellung

Medizinische Pflege

- Vitalwertkontrolle

Vitalwerteblatt

- Temperatur

Pflegebericht

Was habe ich beobachtet?

Beobachtbare Symptome:

- Fieber/erhöhte Temperatur
- Heiserkeit
- Schluckbeschwerden
- Hörprobleme
- Veränderung des Geschmackes
- Husten
- Niesen

Äußerungen des Patienten/Bewohners:

- „Meine Nase ist komplett zu."
- „Ich kann nur noch durch den Mund atmen."
- „Mir schmeckt nichts mehr."
- „Ich fühle mich unwohl."

Was habe ich getan?

- Bei Nasenbluten kalten Wickel auf den Nacken aufgelegt
- Für Frischluftzufuhr gesorgt
- Oberkörper hoch gelagert

Wie haben die Maßnahmen gewirkt?

- Nasenatmung ist wieder möglich
- Nasenbluten ist beseitigt
- Atemnot ist gebessert

Formulierungsbeispiel

Schnupfen, muss ständig niesen. Sagt, sie bekommt nur schwer Luft.

Übergabe

- **Überprüfungsintervall:** Festlegen, wann nach Patient/Bewohner zu sehen ist
- **Weiterführende Maßnahmen für die nächste Schicht:** Temperaturkontrolle; Hygienemaßnahmen, z. B. Mundschutz bei Verdacht auf Grippe; Information der Angehörigen und sonstiger Bezugspersonen
- **Arztanordnungen:** z. B. Medikamentenänderung

→ Atemnot
→ Nasenbluten
→ Schlafstörung

→ Bewusstseinsstörung
→ Gleichgewichtsstörung
→ Sturz

Kommunikation Pflege – Arzt

- Arzt informiert
- Fragen/Mitteilungen an Arzt
- Mitteilungen/Anordnungen vom Arzt
- Bereitschaftsarzt, Notarzt, Krankenwagen
- Ggf. Einweisung in Klinik

Ärztliches Verordnungsblatt

- Ggf. schwindelauslösende Medikamente absetzen bzw. pausieren
- Gegen Schwindel wirksame Medikamente (regelmäßig oder als Bedarfsmedikation)
  - Applikationsform
  - Vollständiger Medikamentenname
  - Dosierung mit tageszeitlicher Zuordnung
- Bedarfsmedikation festlegen lassen
  - Einzeldosis
  - Tageshöchstmenge
  - Genaue Indikationsstellung

Medizinische Pflege

- Vitalwertkontrolle
- Medikamentengabe

Vitalwerteblatt

- Blutdruck
- Puls
- Temperatur

Sturzrisikoerfassungsbogen

- Ermittlung Sturzrisiko

Pflegebericht

Was habe ich beobachtet?

Beobachtbare Symptome:

- Sturzneigung
- Beginn des Schwindels
- Bekannt oder zum ersten Mal aufgetreten

Äußerungen des Patienten/Bewohners:

- „Mir dreht sich alles im Kopf."
- „Ich finde keinen Halt."
- „Mir ist total schwindelig."
- Angst
- Unsicherheit

Was habe ich getan?

- Raum abgedunkelt
- Bettruhe angeboten

Wie haben die Maßnahmen gewirkt?

- Schwindel ist weniger geworden
- Übelkeit besser
- Bewohner ist entspannter

Formulierungsbeispiel

Heute wieder stärkerer Schwindel. Getraut sich nicht, alleine aufzustehen. Meldet sich.

Übergabe

- **Überprüfungsintervall:** Festlegen, wann nach Patient/Bewohner zu sehen ist
- **Weiterführende Maßnahmen für die nächste Schicht:** Vitalwertekontrolle; Information der Angehörigen, Betreuer, Bezugspersonen
- **Arztanordnungen:** ggf. Medikamentenänderung, Krankenhauseinweisung vorbereiten, Überleitungsbogen

Kommunikation Pflege – Arzt
- Arzt informiert
- Fragen/Mitteilungen an Arzt
- Mitteilungen/Anordnungen vom Arzt

Ärztliches Verordnungsblatt
- Ggf. Medikamente, die das Schwitzen fördern, absetzen bzw. pausieren

Medizinische Pflege
- Vitalwertkontrolle
- Medikamentengabe

Vitalwerteblatt
- Blutdruck
- Puls
- Temperatur
- Blutzucker

Bilanzierungsbogen
- Geschätzte ml bei Ausfuhr aufführen

Dekubitusrisikoskala
- Braden-Skala:
  - Sensorisches Empfindungsvermögen (Fähigkeit, adäquat auf druckbedingte Beschwerden zu reagieren)
  - Feuchtigkeit (Ausmaß, in dem die Haut Feuchtigkeit ausgesetzt ist)
  - Aktivität (Fähigkeit, die Position zu wechseln und zu halten)
  - Ernährung (Ernährungsgewohnheiten)
  - Reibung und Scherkräfte

Sturzrisikoerfassungsbogen
- Ermittlung Sturzrisiko

Pflegenachweis
- Waschen ganz/Teilwaschung VÜ, TÜ, A
- Umkleiden VÜ, TÜ, A

Pflegebericht
Was habe ich beobachtet?

Beobachtbare Symptome:
- Stress
- Freude
- Schwitzen am Tage
- Schwitzen in der Nacht
- Häufigkeit des Auftretens:
  - Mehrmals täglich
  - Einmal täglich
  - Einmal die Woche
  - Monatlich

Äußerungen des Patienten/Bewohners:
- „Mir ist es viel zu warm."
- „Ich fühle mich total heiß."
- „Mir ist total unwohl."
- Innere Unruhe

Was habe ich getan?
- Wadenwickel bei Fieber gemacht
- Bettruhe bei Fieber angeboten

Wie haben die Maßnahmen gewirkt?
- Fieber ist gesunken
- Schwitzen hat aufgehört

Formulierungsbeispiel

Heute früh durchgeschwitzt. Keine Temperatur mehr. Fühlt sich noch etwas schlapp.

Übergabe
- **Überprüfungsintervall:** Festlegen, wann nach Patient/Bewohner zu sehen ist
- **Weiterführende Maßnahmen für die nächste Schicht:** Vitalwertekontrolle; Information der Angehörigen, Betreuer, Bezugspersonen
- **Arztanordnungen:** ggf. Medikamentenänderung, Bedarfsmedikation

→ Angst
→ Fieber
→ Schmerzen

Sturzrisikoerfassungsbogen

- Intrinsische Risikofaktoren:
  - Reduzierte Kontrastwahrnehmung
  - Reduzierte Sehschärfe
  - Ungeeignete Brille

Pflegenachweis

- Waschen ganz/Teilwaschung VÜ, TÜ, A
- Umkleiden VÜ, TÜ, A
- Gehen in Begleitung

Pflegebericht

Was habe ich beobachtet?

Beobachtbare Symptome:

- Beeinträchtigungsart:
  - Nahsehbereich (Weitsichtigkeit)
  - Fernsehbereich (Kurzsichtigkeit)
  - Beides
- Vorhandene Hilfsmittel
- Werden Sehhilfen genutzt oder abgelehnt?
- Entspricht die Sehhilfe der jetzigen Situation?
- Wann war die letzte augenärztliche Untersuchung?
- Ist die Sehverschlechterung akut/plötzlich aufgetreten?
- Unbeabsichtigtes Anstoßen/Umstoßen
- Findet sich mit Blindenstock zurecht/nicht zurecht
- Findet sich mit Tasten zurecht
- Bekanntes Schielen
- Ist unsicher und zögerlich
- Vermeidet Gehen ohne Hilfe
- Kann gut Andere ansprechen und um Hilfe bitten
- Kann Hilfe annehmen
- Ist die Reaktion auf Gefahren verschlechtert?
- Leiden die Alltagsaktivitäten unter der Sehbehinderung?
- Können bestimmte Hobbys oder Aktivitäten nicht mehr durchgeführt werden:
  - Lesen
  - Kreuzworträtseln
  - Gesellschaftsspiele
  - Fernsehen
  - Orientierung in der Einrichtung

Äußerungen des Patienten/Bewohners:

- „Ich fühle mich total hilflos."
- „Auch mit Brille sehe ich nicht genug."
- Unsicherheit/Sicherheit
- Angst
- Hoffnung
- Wohlbefinden/Unwohlsein
- Trauert um Verlust der Sehfähigkeit

Was habe ich getan?

- Wege trainiert
- Festen/beschrifteten Platz für jeden Gegenstand festgelegt
- Ablauf immer gleich durchgeführt
- Aller Maßnahmen vor der Ausführung angekündigt

Wie haben die Maßnahmen gewirkt?

- Patient/Bewohner ist ruhiger
- Patient/Bewohner fühlt sich wohl

Formulierungsbeispiel

Sehr traurig, da sie keine Zeitung mehr lesen kann. Vorleseservice angefragt.

Übergabe

- **Überprüfungsintervall:** Festlegen, wann nach Patient/Bewohner zu sehen ist
- **Weiterführende Maßnahmen für die nächste Schicht:** Vitalzeichenkontrolle; Information der Angehörigen, Betreuer, Bezugspersonen
- **Arztanordnungen:** ggf. Medikamentenänderung, Arzt über Verlauf informieren, Krankenhauseinweisung vorbereiten, Überleitungsbogen

Kommunikation Pflege – Arzt

- Arzt informiert
- Fragen/Mitteilungen an Arzt
- Mitteilungen/Anordnungen vom Arzt

Ärztliches Verordnungsblatt

- Medikamente gegen Sodbrennen (regelmäßig oder als Bedarfsmedikation)
  - Applikationsform
  - Vollständiger Medikamentenname
  - Dosierung mit tageszeitlicher Zuordnung
- Für Bedarfsmedikation festlegen lassen
  - Einzeldosis
  - Tageshöchstmenge
  - Genaue Indikationsstellung
- Sodbrennen auslösende Medikamente absetzen bzw. pausieren

Medizinische Pflege

- Medikamentengabe

Screening/Assessment nach Expertenstandard „Orale Ernährung"

- Welche Nahrungsmittel lösen Sodbrennen aus
- Welche Nahrungsmittel werden vertragen

Pflegebericht

Was habe ich beobachtet?

Beobachtbare Symptome:

- Blässe
- Kaltschweißigkeit
- Schonhaltung
- Schmerzausdruck im Gesicht

Äußerungen des Patienten/Bewohners:

- Angst
- Sorgen
- Schmerzäußerungen
- Klagen über Unwohlsein
- Klagen über Übelkeit

Was habe ich getan?

- Bauchdeckenentspannende Lagerung durchgeführt
- Zu Essen angeboten
- Oberkörper erhöht gelagert

Wie haben die Maßnahmen gewirkt?

- Sodbrennen ist besser oder beseitigt
- Aufstoßen ist weniger oder beseitigt

Formulierungsbeispiel

Herr P. hat nach dem Mittagessen starkes Sodbrennen angegeben. Hatte sich zum Mittagsschlaf hingelegt. Habe ihm gesagt, dass er nicht so flach liegen sollte.

Übergabe

- **Überprüfungsintervall:** Festlegen, wann nach Patient/Bewohner zu sehen ist
- **Weiterführende Maßnahmen für die nächste Schicht:** Beratungsgespräch mit Patient/Bewohner, Angehörigen, Bezugspersonen
- **Arztanordnungen:** Nahrungsumstellung, z. B. mehrere kleine Mahlzeiten

Kommunikation Pflege – Arzt

- Arzt informiert
- Fragen/Mitteilungen an Arzt
- Mitteilungen/Anordnungen vom Arzt
- Bereitschaftsarzt, Notarzt, Krankenwagen
- Ggf. Einweisung in Klinik

Ärztliches Verordnungsblatt

- Medikamentenänderungen
  - Applikationsform
  - Vollständiger Medikamentenname
  - Dosierung mit tageszeitlicher Zuordnung

Medizinische Pflege

- Vitalwertkontrolle
- Medikamentengabe

Vitalwerteblatt

- Blutdruck
- Puls
- Temperatur

Glasgow-Komaskala

→ Bewusstseinsstörung

Pflegebericht

Was habe ich beobachtet?

Beobachtbare Symptome:

- Bekannte/neue Aphasie
- Bekanntes/neues Stottern bei
  - Allen sprachlichen Beiträgen
  - Stress, Aufregung, Angst
  - Unsicherheit
- Bekannte/neue Wortfindungsstörungen
- Scham
- Unsicherheit
- Rückzug
- Sprechen wird vermieden

Äußerungen des Patienten/Bewohners:

- „Alle lachen über mich."
- „Keiner nimmt mich richtig ernst."
- „Die haben alle keine Geduld mit mir."
- „Ich habe es auf der Zunge, aber ich kann es nicht sagen."
- „Es will mir einfach nicht einfallen."
- „Wie kann man denn so dumm sein."
- „Werde ich jetzt dement?"

Was habe ich getan?

- Patient/Bewohner für kleine Erfolge gelobt und motiviert
- In kurzen leicht verständlichen Sätzen gesprochen
- Dem Patient/Bewohner ausreichend Zeit für Äußerungen gelassen
- Bei Kontakten Berührung eingesetzt

Wie haben die Maßnahmen gewirkt?

- Patient/Bewohner ist weniger mutlos
- Fühlt sich ernst genommen

Formulierungsbeispiel

Ist verzweifelt über Probleme beim Sprechen.

Übergabe

- **Überprüfungsintervall:** Festlegen, wann nach Patient/Bewohner zu sehen ist
- **Weiterführende Maßnahmen für die nächste Schicht:** Vitalzeichenkontrolle; Information der Angehörigen, Betreuer, Bezugspersonen
- **Arztanordnungen:** ggf. Medikamentenänderung, Arzt über Verlauf informieren, Krankenhauseinweisung vorbereiten, Überleitungsbogen

Kommunikation Pflege – Arzt

- Arzt informiert
- Fragen/Mitteilungen an Arzt
- Mitteilungen/Anordnungen vom Arzt

Ärztliches Verordnungsblatt

- Schleimverflüssigende Medikamente (regelmäßig oder als Bedarfsmedikation)
  - Applikationsform
  - Vollständiger Medikamentenname
  - Dosierung mit tageszeitlicher Zuordnung
- Für Bedarfsmedikation festlegen lassen
  - Einzeldosis
  - Tageshöchstmenge
  - Genaue Indikationsstellung

Medizinische Pflege

- Vitalwertkontrolle
- Medikamentengabe

Vitalwerteblatt

- Blutdruck
- Puls
- Temperatur
- Atemfrequenz

Pflegenachweis

- Waschen ganz/Teilwaschung, VÜ, TÜ, A
- Umkleiden VÜ, TÜ, A
- Transfer
- Inkontinenzwechsel VÜ, TÜ, A

Pflegebericht

Was habe ich beobachtet?

Beobachtbare Symptome:

- Sputum ist
  - Grünlich
  - Weißlich
  - Glasig
  - Blutig
  - Schaumig
- Geschätzte Menge
- Tageszeitliche Häufung
- Patient/Bewohner hustet selbstständig ab
- Patient/Bewohner kann nicht abhusten

Äußerungen des Patienten/Bewohners:

- „Dieser Schleim ist ja ekelhaft."
- Unsicherheit
- Unwohlsein
- Kraftlosigkeit
- Ekel

Was habe ich getan?

- Beim Abhusten unterstützt
- Atemerleichternde Lagerung/Einreibung durchgeführt

Wie haben die Maßnahmen gewirkt?

- Auswurf/Sputum ist weniger geworden

Formulierungsbeispiel

Hustet stark. Spuckt Sputum in Tücher, die überall herumliegen. Wurde aufgefordert, Tücher in Abfalleimer zu entsorgen.

Übergabe

- **Überprüfungsintervall:** Festlegen, wann nach Patient/Bewohner zu sehen ist
- **Weiterführende Maßnahmen für die nächste Schicht:** Vitalzeichenkontrolle, Hygieneanforderungen und Eigenschutz
- **Arztanordnungen:** mikrobielle Untersuchung

Kommunikation Pflege – Arzt

- Arzt informiert
- Fragen/Mitteilungen an Arzt
- Mitteilungen/Anordnungen vom Arzt
- Irrigation:
  - Wassermenge zum Spülen
  - Zeitpunkt

Medizinische Pflege

- Stomaversorgung
- Irrigation

Screening/Assessment nach Expertenstandard „Orale Ernährung"

- Welche Nahrungsmittel werden gut vertragen
- Welche Nahrungsmittel werden nicht vertragen

Stuhlprotokoll

- Zeitpunkt
- Menge
- Konsistenz

Pflegebericht

Was habe ich beobachtet?

Beobachtbare Symptome:

- Stuhlausscheidung
  - Fest
  - Breiig
  - Flüssig
  - Farbe
  - Geruch
  - Menge
- Hautzustand
- Scham

Äußerungen des Patienten/Bewohners:

- „Ob ich mich daran je gewöhnen kann?"
- „Das ist das Schlimmste, was mir passieren konnte."
- Ekel

Was habe ich getan

- Patient/Bewohner bei der Stomaversorgung integriert
- Ausführliche Anleitung der Stomaversorgung gegeben
- Ausreichend Zeit für die Anleitung und Versorgung gelassen
- Patient/Bewohner zur selbstständigen Spülung angeleitet
- Stomatherapeut bei der Versorgung integriert

Wie haben die Maßnahmen gewirkt?

- Darmentleerung
- Wohlbefinden gesteigert

Formulierungsbeispiel

Will mit Stomaversorgung nichts zu tun haben. „Das ist ja total eklig, machen Sie das mal."

Übergabe

- **Weiterführende Maßnahmen für die nächste Schicht:** Beratungsgespräch mit Patient/Bewohner, Angehörigen, Bezugspersonen
- **Arztanordnungen** ggf. Nahrungsumstellung

→ Durchfall
→ Umgang mit Erkrankung
→ Wunde

Kommunikation Pflege – Arzt
- Arzt informiert
- Fragen/Mitteilungen an Arzt
- Mitteilungen/Anordnungen vom Arzt

Ärztliches Verordnungsblatt
- Medikamentenänderungen
  - Applikationsform
  - Vollständiger Medikamentenname
  - Dosierung mit tageszeitlicher Zuordnung

Bilanzierungsbogen
- Geschätzte ml bei großen Mengen an flüssigem Stuhl zur Ausfuhr

Stuhlprotokoll
- Zeitpunkt
- Menge
- Konsistenz
- Begleiterscheinungen (z. B. Schmerzen) bei der Stuhlentleerung

Sturzrisikoerfassungsbogen
- Ermittlung Sturzrisiko

Pflegenachweis
- Waschen ganz/Teilwaschung VÜ, TÜ, A
- Umkleiden VÜ, TÜ, A
- Transfer VÜ, TÜ, A
- Inkontinenzwechsel VÜ, TÜ, A

Pflegebericht

Was habe ich beobachtet?

Beobachtbare Symptome:
- Meldung zu spät
- Meldung erfolgt nicht
- Stuhlgang fest
- Stuhlgang flüssig
- Wut
- Trauer
- Scham

Äußerungen des Patienten/Bewohners:
- „Ich fühle mich wie ein kleines Kind."
- „Was ist das für ein Leben, wenn man keine Kontrolle hat."
- „Ich weiß nicht, wie das passieren konnte."
- Angst vor Bestrafung
- Sorgen um Anerkennung
- Ekel vor Geruch

Was habe ich getan?
- Regelmäßige Toilettengänge angeboten
- Darmentleerungsprotokoll geschrieben
- Ernährung umgestellt
- Beckenbodentraining durchgeführt

Wie haben die Maßnahmen gewirkt?
- Darmentleerung auf der Toilette/Hilfsmittel
- Wohlbefinden gesteigert

Formulierungsbeispiel

Schämt sich wegen Stuhlinkontinenz. Will sich nicht helfen lassen.

Übergabe
- **Weiterführende Maßnahmen für die nächste Schicht:** Beratungsgespräch mit Patient/Bewohner, Angehörigen, Bezugspersonen
- **Arztanordnungen:** Nahrungsumstellung, z. B. mehrere kleine Mahlzeiten

Kommunikation Pflege – Arzt

- Arzt informiert
- Fragen/Mitteilungen an Arzt
- Mitteilungen/Anordnungen vom Arzt
- Bereitschaftsarzt, Notarzt, Krankenwagen
- Ggf. Einweisung in Klinik

Ärztliches Verordnungsblatt

- Schmerzmedikamente ansetzen (regelmäßig oder als Bedarfsmedikation)
  - Applikationsform
  - Vollständiger Medikamentenname
  - Dosierung mit tageszeitlicher Zuordnung
- Für Bedarfsmedikation festlegen lassen
  - Einzeldosis
  - Tageshöchstmenge
  - Genaue Indikationsstellung
- Gangbild- bzw. Bewusstseinsverändernde Medikamente abgesetzt bzw. pausiert

Medizinische Pflege

- Vitalwertkontrolle
- Medikamentengabe

Vitalwerteblatt

- Blutdruck
- Puls
- Temperatur
- Blutzucker

Sturzereignisprotokoll

- Datum, Uhrzeit
- Mögliche Ursache
- Zeugen, Beteiligte
- Beschreibung des Ereignisses aus Patienten-/Bewohnersicht
- Sturzfolgen, z. B. Verletzungen
- Eingeleitete Maßnahmen
- Wo ist der Patient/Bewohner gestürzt?
- Wann wurde der Sturz bemerkt?
- Ist der Patient/Bewohner ansprechbar?
  - Von Anfang an
  - Nach einer bestimmten Zeit (Minuten angeben)
  - Nicht ansprechbar
  - Gibt es Auslöser für den Sturz
  - Umgebungsgestaltung (Teppich, rutschiger Boden, ungeeignete Schuhe, Socken, Stolperfallen)
  - Versuch, Toilette zu erreichen, Inkontinenz
  - Unruhe mit Leitsymptom Bewegungsdrang
  - Zusammenstoß mit Anderen
  - Synkope
  - Hirnorganischer Anfall (zentral, fokal)
  - Bekannte Gangunsicherheit/Gangbild
  - Unsachgemäßer Gebrauch oder Nichtgebrauch von Hilfsmitteln
  - Sehstörung/Sehfähigkeit
  - Affektstörung
  - Schwindel
  - Gleichgewichtsstörung
- Sind Verletzungen erkennbar?
  - Platzwunde (Lokalisation, Größe, Tiefe, Blutverlust)
  - Hämatome (Lokalisation, Größe)
  - Unsichere Frakturzeichen
  - Sichere Frakturzeichen
  - Schürfwunden (Lokalisation, Größe)

→ Hämatom
→ Schmerzen
→ Verletzung

- Sonstige Auswirkungen
  - Schmerzen
  - Schock
  - Blutdruckabfall
  - Bewusstlosigkeit
  - Atemdepression
  - Atemstillstand

Sturzrisikoerfassungsbogen

- Intrinsische Risikofaktoren:
  - Reduzierte Kontrastwahrnehmung
  - Reduzierte Sehschärfe
  - Ungeeignete Brille

Schmerzerfassungsbogen

- Ermittelte Schmerzintensität
- Ort
- Dauer
- Intervall

Schmerzverlaufsbogen

- Ermittelte Schmerzintensität
- Begleiterscheinungen
- Schlafverhalten
- Beeinträchtigungen

Pflegebericht

Was habe ich beobachtet?

Beobachtbare Symptome:

- → Sturzereignisprotokoll

Äußerungen des Patienten/Bewohners:

- Angst
- „Mir tut alles weh."
- „Es ist noch einmal gut gegangen."
- „Ich habe mich total erschrocken."
- „Ich bin einfach ausgerutscht."
- „Ich weiß gar nicht, wie das passiert ist."
- „Das habe ich schon kommen sehen."

Was habe ich getan?

- Patient/Bewohner körperlich untersucht
- Erste Hilfe durchgeführt
- Hüftprotektoren mit Patient/Bewohnern, Angehörigen und Bezugspersonen besprochen

Wie haben die Maßnahmen gewirkt?

- Angst ist geringer geworden

Formulierungsbeispiel

Heute Mittag gestürzt. Keine sichtbaren Verletzungen. Sagt, ihr sei einfach schwindlig geworden, dann sei sie umgekippt. Hat jetzt Angst, alleine aufzustehen. Meldet sich, wenn sie Hilfe braucht.

Übergabe

- **Überprüfungsintervall:** Festlegen, wann Vitalzeichen- und Pupillen-Kontrollen und wann nach Patient/Bewohner zu sehen ist
- **Weiterführende Maßnahmen für die nächste Schicht:** Vitalzeichenkontrolle; Information der Angehörigen, Betreuer, Bezugspersonen
- **Arztanordnungen:** Bedarfsmedikation, ggf. Krankenhauseinweisung

Kommunikation Pflege – Arzt

- Arzt informiert
- Fragen/Mitteilungen an Arzt
- Mitteilungen/Anordnungen vom Arzt

Ärztliches Verordnungsblatt

- Infusion bzw. Injektion ansetzen (regelmäßig oder als Bedarfsmedikation)
  - Vollständiger Medikamentenname
  - Dosierung bzw. Menge mit tageszeitlicher Zuordnung
- Für Bedarfsmedikation festlegen lassen
  - Einzeldosis
  - Tageshöchstmenge
  - Genaue Indikationsstellung

Medizinische Pflege

- Infusionsgabe
- Vitalwertkontrolle

Vitalwerteblatt

- Blutdruck
- Puls
- Temperatur

Bilanzierungsbogen

- Menge der Infusion zur Einfuhr

Pflegebericht

Was habe ich beobachtet?

Beobachtbare Symptome:

- Exsikkosezeichen:
  - Trockener Mund
  - Trockene Schleimhäute
  - Konzentrierter Urin
  - Desorientiertheit
  - Teilnahmslosigkeit
- Schmerzen an der Einstichstelle
- Rötung an der Einstichstelle
- Wassereinlagerung an der Einstichstelle

Äußerungen des Patienten/Bewohners:

- Zustimmung
- Gleichgültigkeit
- Angst

Was habe ich getan?

- Infusionsgabe durchgeführt
- Einstichstelle versorgt

Wie haben die Maßnahmen gewirkt?

- Bewusstsein klarer
- Aggression geringer
- Bewohner zeigt Teilnahme
- Urinausscheidung verbessert

Formulierungsbeispiel

Infusion wurde gut vertragen. Am Oberschenkel, um Einstichstelle, noch leichte Schwellung, die aber nicht weh tut.

Übergabe

- **Überprüfungsintervall:** Festlegen, wann nach Patient/Bewohner zu sehen ist
- **Weiterführende Maßnahmen für die nächste Schicht:** Vitalzeichenkontrolle; Kontrolle der Einstichstelle und Infusionsgeschwindigkeit; Information, Beratung der Angehörigen, Betreuer, Bezugspersonen
- **Arztanordnungen:** Infusionsmenge, ggf. weitere Infusionen

→ Dehydratation
→ Bewusstseinsstörung
→ Oligurie

Kommunikation Pflege – Arzt

- Arzt informiert
- Fragen/Mitteilungen an Arzt
- Mitteilungen/Anordnungen vom Arzt
- Bereitschaftsarzt, Notarzt, Krankenwagen
- Ggf. Einweisung in (psychiatrische) Klinik

Ärztliches Verordnungsblatt

- Medikamentenänderungen
  - Applikationsform
  - Vollständiger Medikamentenname
  - Dosierung mit tageszeitlicher Zuordnung
- Für Bedarfsmedikation festlegen lassen
  - Einzeldosis
  - Tageshöchstmenge
  - Genaue Indikationsstellung

Medizinische Pflege

- Medikamentengabe

Pflegebericht

Was habe ich beobachtet?

Beobachtbare Symptome:

- Abwehr
- Panik
- Unruhe
- Familiäre Disposition bekannt
- Beweggründe:
  - Trigeminusneuralgie
  - Verlust eines nahen Angehörigen
  - Angststörung
  - Depression oder sonstige psychiatrische Störung
- Eigengefährdung: kann sich selbst in Gefahr bringen
- Fremdgefährdung: kann Andere in Gefahr bringen

Äußerungen des Patienten/Bewohners:

- „Ich springe aus dem Fenster."
- „Ich häng' mich auf."
- „Ich werfe mich vor den Zug."
- „Mir kann keiner helfen."
- Angst, Unsicherheit
- Sorgen

Was habe ich getan?

- Sinnvolle Beschäftigung/Ablenkung angeboten

Wie haben die Maßnahmen gewirkt?

- Stimmung ist besser
- Suizidabsicht besteht nicht mehr

Formulierungsbeispiel

Erklärte heute erneut, dass das ja alles keinen Sinn mache. Gespräch angeboten, wollte aber nicht.

Übergabe

- **Überprüfungsintervall:** Festlegen, wann nach Patient/Bewohner zu sehen ist
- **Weiterführende Maßnahmen für die nächste Schicht:** Information und Beratung der Angehörigen, Betreuer, Bezugspersonen
- **Arztanordnungen:** ggf. Bedarfsmedikation, Arzt über Verlauf informieren, ggf. Psychiatrieeinweisung vorbereiten, Überleitungsbogen

Kommunikation Pflege – Arzt

- Arzt informiert
- Fragen/Mitteilungen an Arzt
- Mitteilungen/Anordnungen vom Arzt
- Bereitschaftsarzt, Notarzt, Krankenwagen
- Ggf. Einweisung in Klinik

Ärztliches Verordnungsblatt

- Medikamentenänderungen
  - Applikationsform
  - Vollständiger Medikamentenname
  - Dosierung mit tageszeitlicher Zuordnung

Medizinische Pflege

- Vitalwertkontrolle
- Medikamentengabe

Vitalwerteblatt

- Blutdruck
- Puls
- Blutzucker

Glasgow-Komaskala

→ Bewusstseinsstörung

Sturzereignisprotokoll

- Datum, Uhrzeit
- Mögliche Ursache
- Zeugen, Beteiligte
- Beschreibung des Ereignisses aus Patienten-/Bewohnersicht
- Sturzfolgen, z. B. Verletzungen
- Eingeleitete Maßnahmen
- Wo ist der Patient/Bewohner gestürzt?
- Wann wurde der Sturz bemerkt?
- Ist der Patient/Bewohner ansprechbar?
  - Von Anfang an
  - Nach einer bestimmten Zeit (Minuten angeben)
  - Nicht ansprechbar
  - Gibt es Auslöser für den Sturz
  - Umgebungsgestaltung (Teppich, rutschiger Boden, ungeeignete Schuhe, Socken, Stolperfallen)
  - Versuch, Toilette zu erreichen, Inkontinenz
  - Unruhe mit Leitsymptom Bewegungsdrang
  - Zusammenstoß mit anderen
  - Synkope
  - Hirnorganischer Anfall (zentral, fokal)
  - Bekannte Gangunsicherheit/Gangbild
  - Unsachgemäßer Gebrauch oder Nichtgebrauch von Hilfsmitteln
  - Sehstörung/Sehfähigkeit
  - Affektstörung
  - Schwindel
  - Gleichgewichtsstörung
- Sind Verletzungen erkennbar?
  - Platzwunde (Lokalisation, Größe, Tiefe, Blutverlust)
  - Hämatome (Lokalisation, Größe)
  - Unsichere Frakturzeichen
  - Sichere Frakturzeichen
  - Schürfwunden (Lokalisation, Größe)
- Sonstige Auswirkungen
  - Schmerzen
  - Schock
  - Blutdruckabfall
  - Bewusstlosigkeit
  - Atemdepression
  - Atemstillstand

→ Bewusstseinsstörung
→ Krampfanfall
→ Herzklopfen, Herzrasen, Herzstolpern

Sturzrisikoerfassungsbogen

- Intrinsische Risikofaktoren:
  - Funktionseinbußen und Funktionsbeeinträchtigungen
  - Sehbeeinträchtigungen
  - Beeinträchtigung der Kognition und der Stimmung
  - Erkrankungen, die zu kurzfristiger Ohnmacht führen können
  - Ausscheidungsverhalten
  - Angst vor Stürzen, Sturzvorgeschichte

Pflegebericht

Was habe ich beobachtet?

Beobachtbare Symptome:

- Kurzfristige Lähmungen
- Angst, Herzrasen
- Unsicherheit, Blässe
- Frösteln, Spontanatmung
- Amnesie, Anfallsleiden
- Blutzucker niedrig

Äußerungen des Patienten/Bewohners:

- Kälte
- Angst, Unsicherheit
- Schmerz, Hilflosigkeit

Was habe ich getan?

- Schocklagerung durchgeführt
- Erste Hilfe durchgeführt

Wie haben die Maßnahmen gewirkt?

- Bewusstsein ist zurückgekehrt
- Vitalwerte/Atmung sind stabil

Formulierungsbeispiel

Auf Boden liegend aufgefunden. Zunächst keine Reaktion auf Ansprache, dann bei Bewusstsein. Kann sich an nichts erinnern. Hausarzt informiert.

Übergabe

- **Überprüfungsintervall:** Festlegen, wann nach Patient/Bewohner zu sehen ist
- **Weiterführende Maßnahmen für die nächste Schicht:** Vitalzeichenkontrolle; Information der Angehörigen, Betreuer, Bezugspersonen
- **Arztanordnungen:** ggf. Medikamentenänderung, Arzt über Verlauf informieren, Krankenhauseinweisung vorbereiten, Überleitungsbogen

Inkontinenzanamnese
- → Urininkontinenz

Miktionsprotokoll
- Urinmenge
- Uhrzeit Toilettengang
- Uhrzeit Ausscheidung Urin selbstständig/mit Anforderung
- Begleitung zur Toilette/mit Aufforderung
- Uhrzeit Vorlage trocken/nass
- Hilfsmittel
- Uhrzeit und Menge Getränke
- Uhrzeit der Miktion
- Uhrzeit ungewollter Urinverlust und Grund
- Husten
- Aufregung
- Heben

Stuhlprotokoll
- Zeitpunkt
- Menge
- Konsistenz
- Begleiterscheinungen (z. B. Schmerzen) bei der Stuhlentleerung

Pflegenachweis
- Waschen ganz/Teilwaschung VÜ, TÜ, A
- Umkleiden ganz/teilweise VÜ, TÜ, A
- Tranfers VÜ, TÜ, A
- Inkontinenzmaterialwechsel VÜ, TÜ, A

Pflegebericht

Was habe ich beobachtet?

Beobachtbare Symptome:
- Verheimlichen
- Kann darüber reden
- Reduktion der Trinkmenge
- Einschränkungen beim selbstständigen Toilettengang:
  - Mobilitätseinschränkung
  - Sehbehinderung
  - Kognitiver Abbau
  - Sedierung/Fixierung

Beobachtbare Symptome bei (pflegenden) Angehörigen
- Scham, Ekel
- Zunehmende Gereiztheit
- Veränderung der Beziehung zwischen Angehörigen und Betroffenen
- Nehmen Beratung an

Äußerungen des Patienten/Bewohners:
- „Ich fühle mich total schlapp."
- Schamgefühl
- Ekel

Begriffe aus der Säuglingspflege wie „trockenlegen", „pampern" oder „Windel" vermeiden.

Was habe ich getan?
- Für regelmäßigen Entleerungsrhythmus gefragt
- Nach früheren Gewohnheiten gefragt
- Zum festen Zeitpunkt (z. B. $1/2$ Stunde nach dem Frühstück) auf Toilette begleitet
- Dem Patienten/Bewohner auf der Toilette Zeit gelassen

→ Immobilität
→ Stuhlinkontinenz
→ Urininkontinenz

Wie haben die Maßnahmen gewirkt?

- Ausscheidung findet vermehrt auf der Toilette statt
- Vorlagen sind häufiger trocken
- Trinkmenge ist gestiegen
- Angehörige wirken entspannter

Formulierungsbeispiel

Vorlage war heute früh nicht mehr nass, Toilettentraining funktioniert gut.

Übergabe

- **Überprüfungsintervall:** stündlich nach Patient/Bewohner sehen
- **Weiterführende Maßnahmen für die nächste Schicht:** Vitalzeichenkontrolle
- **Arztanordnungen:** z. B. Krankenhauseinweisung

Kommunikation Pflege – Arzt

- Arzt informiert
- Fragen/Mitteilungen an Arzt
- Mitteilungen/Anordnungen vom Arzt
- Wechselintervalle (Trachealkanüle, -innenkanüle)

Medizinische Pflege

- Tracheostoma Kanülenwechsel
- Verbandwechsel

Pflegebericht

Was habe ich beobachtet?

Beobachtbare Symptome:

- Sekret:
  - Farbe
  - Menge
  - Geruch
- Einstichstelle:
  - Gerötet
  - Verkrustet
- Zyanose
- Unruhe
- Angst

Äußerungen des Patienten/Bewohners:

- Beklemmungsgefühl
- Hoffnungslosigkeit

Was habe ich getan?

- Tracheostoma gereinigt
- Aufsaugende Kompresse genutzt

Wie haben die Maßnahmen gewirkt?

- Haut am Tracheostoma ist weiterhin intakt
- Patient/Bewohner fühlt sich wohl

Formulierungsbeispiel

Um Tracheostomaeinstichstelle ist Haut leicht gerötet und verkrustet. Bitte beobachten.

Übergabe

- **Überprüfungsintervall:** Festlegen, wann nach Patient/Bewohner zu sehen ist
- **Weiterführende Maßnahmen für die nächste Schicht:** Information, Beratung und Schulung von Patient/Bewohner, Angehörigen, Betreuer, Bezugspersonen

→ Absaugen
→ Sauerstoffgabe
→ Wundversorgung

→ Kommunikation, Interaktion
→ Suizidalität
→ Umgang mit Erkrankung

Pflegebericht

Was habe ich beobachtet?

Beobachtbare Symptome:

- Grund des Trauerns:
  - Verlust eines nahen Menschen
  - Eigene Erkrankung
  - Verlust der Selbstständigkeit
  - Einsamkeit
  - Verlust eines Tieres
  - Verlust von Eigentum
- Dauer des Trauerns
- Ausdruck:
  - Weinen
  - Sozialer Rückzug
  - Starre, Reglosigkeit
  - Stimmungsschwankungen
  - Gedankenkreisen
  - Unruhe
  - Psychosomatische Beschwerden
- Ressourcen des Patienten/Bewohners:
  - Rückhalt in Familie
  - Freunde
  - Religion
- Trauerarbeit:
  - Gespräch
  - Kontakt/Einbeziehen der Angehörigen
  - Religiöse Rituale
  - Rituale allgemein
- Äußerungen des Patienten/Bewohners:
  - Resignation
  - „Ich bin zu Tode betrübt."
  - „Keiner versteht mich."
  - „Die haben alle gut reden."
  - „Das Leben hat keinen Sinn mehr."

Formulierungsbeispiel

Ist sehr traurig, weint viel wegen Tod des Ehemannes. Möchte heute noch an sein Grab gehen.

Kommunikation Pflege – Arzt

- Arzt informiert
- Fragen/Mitteilungen an Arzt
- Mitteilungen/Anordnungen vom Arzt
- Bereitschaftsarzt, Notarzt, Krankenwagen
- Ggf. Einweisung in Klinik

Ärztliches Verordnungsblatt

- Entsprechende Medikamente ansetzen (regelmäßig oder als Bedarfsmedikation)
  - Applikationsform
  - Vollständiger Medikamentenname
  - Dosierung mit tageszeitlicher Zuordnung
- Für Bedarfsmedikation festlegen lassen
  - Einzeldosis
  - Tageshöchstmenge
  - Genaue Indikationsstellung
- Tremor auslösende Medikamenten absetzen oder pausieren

Medizinische Pflege

- Medikamentengabe

Sturzrisikoerfassungsbogen

- Ermitteltes Sturzrisiko

Pflegenachweis

- Waschen ganz/Teilwaschung, VÜ, TÜ, A
- Umkleiden VÜ, TÜ, A
- Transfer
- Hilfe bei der Nahrungsaufnahme VÜ, TÜ, A

Pflegebericht

Was habe ich beobachtet?

Beobachtbare Symptome:

- Auftreten des Zitterns
  - In Ruhe
  - Bei Belastung
  - Ständig
- Intensität des Zitterns
- Art des Zitterns
  - Feinschlägiges Zittern
  - Grobschlägiges Zittern

Äußerungen des Patienten/Bewohners:

- „Die Hände gehorchen mir einfach nicht."
- „Ich kann das Zittern nicht abstellen."
- Unsicherheit beim Bewegen
- Angst vor Sturz

Was habe ich getan?

- Schutzmaßnahmen gegen Verletzungen durchgeführt

Wie haben die Maßnahmen gewirkt?

- Intensität des Tremors ist geringer geworden
- Akzeptanz des Tremors ist gestiegen

Formulierungsbeispiel

Zittert heute nicht so stark wie gestern. Nur beim Essen war es sichtbar.

Übergabe

- **Überprüfungsintervall:** Festlegen, wann nach Patient/Bewohner zu sehen ist
- **Weiterführende Maßnahmen für die nächste Schicht:** Unterstützungsbedarf, Information, Beratung, Schulung von Patient/Bewohner, Angehörigen und Bezugspersonen
- **Arztanordnungen:** Ergotherapie, Physiotherapie

→ Abhängigkeit, Entzugssymptome
→ Fieber
→ Schmerzen

Kommunikation Pflege – Arzt

- Arzt informiert
- Fragen/Mitteilungen an Arzt
- Mitteilungen/Anordnungen vom Arzt

Ärztliches Verordnungsblatt

- Übelkeitauslösende Medikamente absetzen bzw. pausieren
- Medikamente gegen Übelkeit (regelmäßig oder als Bedarfsmedikation)
  - Applikationsform
  - Vollständiger Medikamentenname
  - Dosierung mit tageszeitlicher Zuordnung
- Für Bedarfsmedikation festlegen lassen
  - Einzeldosis
  - Tageshöchstmenge
  - Genaue Indikationsstellung

Medizinische Pflege

- Vitalwertkontrolle
- Medikamentengabe

Vitalwerteblatt

- Blutdruck
- Puls
- Temperatur
- Blutzucker

Screening/Assessment zum Expertenstandard „Orale Ernährung"

- Lebensmittel, die vertragen werden
- Lebensmittel, die nicht vertragen werden

Pflegebericht

Was habe ich beobachtet?

Beobachtbare Symptome:

- Übelkeit:
  - Nach Nahrungsaufnahme
  - Nach Medikamenteneinnahme
  - Bei Chemotherapie
  - Bei Schmerzen
  - Bei Ekelgefühlen
  - Nach Alkohol
  - Nach Sturz mit Kopfbeteiligung
  - Bei Durchfall
  - Bei Herzschmerzen
  - Bei starkem Husten
  - Bei bekannter Migräne
- Schwindel
- Kopfschmerz
- Nackensteifigkeit
- Appetitlosigkeit
- Verminderter Antrieb
- Blässe im Gesicht

Äußerungen des Patienten/Bewohners:

- Übelkeit
- „Mir ist so furchtbar übel."
- „Mir ist ganz schlecht."
- „Ich denke, ich muss mich noch übergeben."
- Hilflosigkeit

Was habe ich getan?

- Ggf. Nahrungskarenz (Vorsicht bei Diabetikern)

Wie haben die Maßnahmen gewirkt?

- Übelkeit ist gelindert oder beseitigt

Formulierungsbeispiel

Heute Nachmittag sehr starke Übelkeit. Erhielt Paspertin. Später besser.

Übergabe

- **Überprüfungsintervall:** Festlegen, wann nach Patient/Bewohner zu sehen ist
- **Weiterführende Maßnahmen für die nächste Schicht:** Vitalzeichenkontrolle, Ursachenforschung
- **Arztanordnungen:** Bedarfsmedikation anordnen, Medikamenten oder Nahrungsumstellung

Pflegebericht

Was habe ich beobachtet?

Beobachtbare Symptome:

- Weinen
- Sozialer Rückzug
- Starre, Reglosigkeit
- Stimmungsschwankungen
- Gedankenkreisen
- Unruhe
- Psychosomatische Beschwerden
- Annahme
- Verdrängen
- Verleugnen
- Ignorieren
- Schlafstörungen
- Ressourcen des Patienten/Bewohners:
  - Rückhalt in der Familie
  - Freunde
  - Religion

Äußerungen des Patienten/Bewohners:

- Resignation
- „Ich bin sehe keinen Ausweg."
- „Keiner versteht mich."
- „Die haben alle gut reden."
- „Das Leben hat keinen Sinn mehr."
- „Ich habe schon andere Schicksalsschläge gemeistert."
- „Das kann doch einen Seemann nicht erschüttern."
- „Es wird nicht alles so heiß gegessen, wie es gekocht wird."

Formulierungsbeispiel

Sehr niedergeschlagen wegen Diagnose.

Kommunikation Pflege – Arzt
- Arzt informiert
- Fragen/Mitteilungen an Arzt
- Mitteilungen/Anordnungen vom Arzt

Ärztliches Verordnungsblatt
- Medikamentenänderung
  - Applikationsform
  - Vollständiger Medikamentenname
  - Dosierung mit tageszeitlicher Zuordnung
- Für Bedarfsmedikation festlegen lassen
  - Einzeldosis
  - Tageshöchstmenge
  - Genaue Indikationsstellung

Medizinische Pflege
- Vitalwertkontrolle
- Medikamentengabe

Vitalwerteblatt
- Blutdruck
- Puls
- Blutzucker

Mini-Mental-Status-Test
- Orientierung
- Merkfähigkeit
- Aufmerksamkeit und Rechenfähigkeit
- Erinnerungsfähigkeit
- Sprache

Sturzrisikoerfassungsbogen
- Intrinsische Risikofaktoren:
  - Funktionseinbußen und Funktionsbeeinträchtigungen
  - Sehbeeinträchtigungen
  - Beeinträchtigung der Kognition und der Stimmung
  - Erkrankungen, die zu kurzfristiger Ohnmacht führen können
  - Ausscheidungsverhalten
  - Angst vor Stürzen
  - Sturzvorgeschichte

Pflegebericht
Was habe ich beobachtet?

Beobachtbare Symptome:
- Angst
- Unsicherheit
- Blässe
- Umherlaufen
- Aufstehen beim Essen

Äußerungen des Patienten/Bewohners:
- „Die Unruhe macht mich total fertig."
- Angst
- Unsicherheit
- Schmerz
- Hilflosigkeit

Was habe ich getan?
- Basale Stimulation durchgeführt

Wie haben die Maßnahmen gewirkt?
- Bewohner ist ruhiger

Formulierungsbeispiel

Läuft den ganzen Tag im Zimmer auf und ab. Sagt selber, dass er ein unruhiger Geist ist.

Übergabe
- **Überprüfungsintervall:** Festlegen, wann nach Patient/Bewohner zu sehen ist
- **Weiterführende Maßnahmen für die nächste Schicht:** Vitalzeichenkontrolle; Information der Angehörigen, Betreuer, Bezugspersonen
- **Arztanordnungen:** ggf. Medikamentenänderung, Arzt über Verlauf informieren

→ Demenz
→ Schlafstörung
→ Schmerzen

→ Bewusstseinsstörung
→ Dehydratation
→ Demenz

Kommunikation Pflege – Arzt
- Arzt informiert
- Fragen/Mitteilungen an Arzt
- Mitteilungen/Anordnungen vom Arzt
- Bereitschaftsarzt, Notarzt, Krankenwagen
- Ggf. Einweisung in Klinik

Ärztliches Verordnungsblatt
- Schmerzmedikamente ansetzen (regelmäßig oder als Bedarfsmedikation)
  - Applikationsform
  - Vollständiger Medikamentenname
  - Dosierung mit tageszeitlicher Zuordnung
- Für Bedarfsmedikation festlegen lassen
  - Einzeldosis
  - Tageshöchstmenge
  - Genaue Indikationsstellung

Medizinische Pflege
- Vitalwertkontrolle
- Medikamentengabe

Vitalwerteblatt
- Temperatur
- Blutdruck
- Puls
- Blutzucker

Wunddokumentationsbogen
- Wundbeobachtung:
  - Größe
  - Wundrand, Wundumgebung
  - Wundgrund, Taschenbildung
  - Wundexsudation, Wundschmerz
  - Infektionszeichen
- Durchgeführte Maßnahmen:
  - Wundspülung, Wundreinigung
  - Wundversorgungsmaterial

Schmerzerfassungsbogen
- Ermittelte Schmerzintensität
- Ort
- Dauer

Schmerzverlaufsbogen
- Ermittelte Schmerzintensität
- Begleiterscheinungen
- Schlafverhalten
- Beeinträchtigungen

Pflegebericht

Was habe ich beobachtet?

Beobachtbare Symptome:
- Angst
- Unsicherheit
- Blässe
- Frösteln
- Lokalisation und Größe des Erfrierungsschadens
- Erfrierungsstadium:
  - 1. Rötung
  - 2. Blasenbildung
  - 3. Tiefe Wunde
  - 4. Nekrose

Äußerungen des Patienten/Bewohners:
- „Mir ist absolut kalt."
- „Ich friere furchtbar."
- „Ich spüre meine Beine nicht mehr."
- Kälte
- Angst
- Unsicherheit
- Schmerz
- Hilflosigkeit

Was habe ich getan?
- Wärme zentral zugeführt
- Erste Hilfe durchgeführt

Wie haben die Maßnahmen gewirkt?
- Patient/Bewohner hat angenehmes Temperaturempfinden
- Körpertemperatur im Normbereich
- Bessere Durchblutung

Formulierungsbeispiel
Aufgedeckt im Bett bei offenem Fenster vorgefunden. Zitterte, Haut kalt und weiß. Zweite Decke. Haut fühlt sich jetzt warm an.

Übergabe
- **Überprüfungsintervall:** Festlegen, wann nach Patient/Bewohner zu sehen ist
- **Weiterführende Maßnahmen für die nächste Schicht:** Vitalzeichenkontrolle; Information der Angehörigen, Betreuer, Bezugspersonen
- **Arztanordnungen:** Arzt über Verlauf informieren, Krankenhauseinweisung, Überleitungsbogen

→ Demenz
→ Immobilität
→ Toilettentraining

Kommunikation Pflege – Arzt

- Arzt informiert
- Fragen/Mitteilungen an Arzt
- Mitteilungen/Anordnungen vom Arzt

Ärztliches Verordnungsblatt

- Ggf. ausscheidungsfördernde Medikamente absetzen bzw. pausieren

Bilanzierungsbogen

- Einfuhr:
  - Getränke
  - Flüssige Speisen, z. B. Suppe
  - Sondernahrung, z. B. Astronautenkost
  - Sondenkost
  - Tee bzw. Wasser zum Sondenspülen
  - Infusionen, z. B. s. c.
- Ausfuhr:
  - Urin (ggf. Inkontinenzprodukte wiegen)
  - Durchfall (ggf. Inkontinenzprodukte wiegen)
  - Sekrete in Drainagen
  - Blut bei starken Blutungen

Inkontinenzanamnese

- Kognitive Einschränkungen
- Körperliche Einschränkungen
- Alter
- Erkrankungen, z. B.:
  - Schlaganfall
  - Multiple Sklerose
  - Morbus Parkinson
  - Demenz
  - Diabetes mellitus
- Medikamente, z. B.:
  - Diuretika
  - Anticholinergika
  - Antihistaminika
  - Antidepressiva
  - Kalziumantagonisten
  - Opiate
  - Neuroleptika
  - Obstipation
- Belastungen des Beckenbodens durch:
  - Schwangerschaft/Entbindung
  - Adipositas
  - Chronischen Husten
  - Östrogenmangel
  - Veränderungen der Prostata/Operation der Prostata
  - Harnwegsinfekt
- Erreichbarkeit/Nutzbarkeit/Zugänglichkeit der Toilette:
  - Schlecht beschilderte Toilette
  - Schlecht beleuchtete Toilette
  - Verschmutzte Toilette
  - Fehlende Haltegriffe
  - Fehlende Toilettensitzerhöhung
  - Weite Wege
  - Türschwellen
  - Enge Türen
- Kleidungsbezogene Faktoren:
  - Kleidung zu weit
  - Kleidung zu eng
  - Kleidung schwierig zu öffnen

Miktionsprotokoll

- Menge
- Uhrzeit Toilettengang
- Uhrzeit Ausscheidung Urin
- Selbstständig/mit Anforderung
- Begleitung zur Toilette/mit Aufforderung
- Uhrzeit Vorlage trocken/nass
- Hilfsmittel
- Uhrzeit und Menge Getränke
- Uhrzeit der Miktion
- Uhrzeit ungewollter Urinverlust und Grund
  - Husten
  - Aufregung
  - Heben

Sturzrisikoerfassungsbogen

- Ermitteltes Sturzrisiko

Pflegenachweis

- Waschen ganz/Teilwaschung VÜ, TÜ, A
- Umkleiden VÜ, TÜ, A
- Tranfers VÜ, TÜ, A
- Inkontinenzmaterialwechsel VÜ, TÜ, A

Pflegebericht

Was habe ich beobachtet?

Beobachtbare Symptome:

- Meldet sich zu spät
- Meldet sich nicht
- Wut
- Scham

Äußerungen des Patienten/Bewohners:

- „So was passiert doch nur kleinen Kindern."
- „Jetzt haben Sie so viel Arbeit mit mir."
- „Ich kann wirklich nichts dafür."
- Angst vor Bestrafung
- Sorgen um Anerkennung
- Ekel vor Geruch

Was habe ich getan?

- Patient/Bewohnern zu Beckenbodenübungen angeleitet.

Wie haben die Maßnahmen gewirkt?

- Blasenentleerung auf der Toilette/Hilfsmittel
- Wohlbefinden gesteigert

Formulierungsbeispiel

Hat sich sehr geschämt, dass sie es nicht bis zur Toilette geschafft hat. Hat selber alles saubergemacht. War sehr anstrengend für sie.

Übergabe

- **Überprüfungsintervall:** Festlegen, wann nach Patient/Bewohner zu sehen ist
- **Weiterführende Maßnahmen für die nächste Schicht:** Information, Beratung und Schulung von Patient/Bewohner sowie Angehörigen, Betreuer, Bezugspersonen
- **Arztanordnungen:** Medikamentenänderung, Physiotherapie

→ Schmerzen
→ Wunde
→ Wundversorgung

Kommunikation Pflege – Arzt

- Arzt informiert
- Fragen/Mitteilungen an Arzt
- Mitteilungen/Anordnungen vom Arzt
- Bereitschaftsarzt, Notarzt, Krankenwagen
- Ggf. Einweisung in Klinik

Ärztliches Verordnungsblatt

- Schmerzmedikamente ansetzen (regelmäßig oder als Bedarfsmedikation)
  - Applikationsform
  - Vollständiger Medikamentenname
  - Dosierung mit tageszeitlicher Zuordnung
- Für Bedarfsmedikation festlegen lassen
  - Einzeldosis
  - Tageshöchstmenge
  - Genaue Indikationsstellung

Medizinische Pflege

- Vitalwertkontrolle
- Medikamentengabe

Vitalwerteblatt

- Blutdruck
- Puls
- Temperatur

Wunddokumentationsbogen

- Wundbeobachtung:
  - Größe
  - Wundrand, Wundumgebung
  - Wundgrund, Taschenbildung
  - Wundexsudation, Wundschmerz
  - Infektionszeichen
- Durchgeführte Maßnahmen:
  - Wundspülung, Wundreinigung
  - Wundversorgungsmaterial

Schmerzerfassungsbogen

- Ermittelte Schmerzintensität
- Ort
- Dauer

Schmerzverlaufsbogen

- Ermittelte Schmerzintensität
- Begleiterscheinungen
- Schlafverhalten
- Beeinträchtigungen

Pflegebericht

Was habe ich beobachtet?

Beobachtbare Symptome:

- Lokalisation
- Größe im Bezug auf Gesamtkörpergröße angeben, 9er Regel bei Verbrennung
- Auslöser:
  - Rauchen mit Selbstentzündung
  - Verbrühen an heißer Flüssigkeit
- Niedergeschlagenheit
- Schlafstörung

Äußerungen des Patienten/Bewohners:

- „Wie konnte mir das nur passieren."
- Fassungslosigkeit
- Entsetzen

Was habe ich getan?

- Erste Hilfe Maßnahmen angewendet
- Mit fließendem Wasser gekühlt

Wie haben die Maßnahmen gewirkt?

- Schmerzen unter 4 auf der numerischen Skala (von 1–10)
- Vitalwerte sind im Normbereich

Formulierungsbeispiel

Hat immer noch Schmerzen wegen seiner Wunde. Erhielt noch mal Medikament. Jetzt besser.

Übergabe

- **Überprüfungsintervall:** Intervall der Vitalzeichenkontrolle und Schmerzerfassung festlegen
- **Weiterführende Maßnahmen für die nächste Schicht:** Information der Angehörigen, Betreuer, Bezugspersonen
- **Arztanordnungen:** Schmerzmedikamente, ständige Arztinformation, Krankenhauseinweisung vorbereiten

Kommunikation Pflege – Arzt

- Arzt informiert
- Fragen/Mitteilungen an Arzt
- Mitteilungen/Anordnungen vom Arzt
- Bereitschaftsarzt, Notarzt, Krankenwagen
- Ggf. Einweisung in Klinik

Ärztliches Verordnungsblatt

- Ggf. verhaltensverlangsamende Medikamente absetzen bzw. pausieren
- Für Bedarfsmedikation festlegen lassen
  - Einzeldosis
  - Tageshöchstmenge
  - Genaue Indikationsstellung

Medizinische Pflege

- Vitalwertkontrolle
- Medikamentengabe

Vitalwerteblatt

- Blutdruck
- Puls
- Temperatur
- Blutzucker

Mini-Mental-Status-Test

- Orientierung
- Merkfähigkeit
- Aufmerksamkeit und Rechenfähigkeit
- Erinnerungsfähigkeit
- Sprache

Sturzrisikoerfassungsbogen

- Ermitteltes Sturzrisiko

Pflegebericht

Was habe ich beobachtet?

Beobachtbare Symptome:

- Schleppende Bewegungen
- Zeitlupentempo
- Benötigt sehr lange für alle Aktivitäten:
  - Gehen
  - Reden
  - Essen
  - Sich bewegen
  - Sich waschen
  - Sich Kleiden
  - Denken

Äußerungen des Patienten/Bewohners:

- „Mir fällt heute alles so schwer."
- „Ich habe einen Körper wie aus Blei."
- „Ich fühle mich wie ein nasser Sack."
- Unsicherheit
- Kraftlosigkeit

Was habe ich getan?

- Patient/Bewohner für alles ausreichend Zeit gelassen
- Anregungen gegeben und zu Aktivitäten ermutigt

Wie haben die Maßnahmen gewirkt?

- Patient/Bewohner fühlt sich nicht gehetzt

Formulierungsbeispiel

Braucht heute beim Anziehen sehr lange. Ist von sich selber genervt.

Übergabe

- **Überprüfungsintervall:** Festlegen, wann nach Patient/Bewohner zu sehen ist
- **Weiterführende Maßnahmen für die nächste Schicht:** Vitalzeichenkontrolle; Information der Angehörigen, Betreuer, Bezugspersonen
- **Arztanordnungen:** ggf. Medikamentenänderung, Arzt über Schmerzverlauf informieren, Krankenhauseinweisung vorbereiten, Überleitungsbogen

→ Schmerzen
→ Sturz
→ Wundversorgung

Kommunikation Pflege – Arzt

- Arzt informiert
- Fragen/Mitteilungen an Arzt
- Mitteilungen/Anordnungen vom Arzt
- Bereitschaftsarzt, Notarzt, Krankenwagen
- Ggf. Einweisung in Klinik

Ärztliches Verordnungsblatt

- Schmerzmedikamente ansetzen (regelmäßig oder als Bedarfsmedikation)
  - Applikationsform
  - Vollständiger Medikamentenname
  - Dosierung mit tageszeitlicher Zuordnung
- Für Bedarfsmedikation festlegen lassen
  - Einzeldosis
  - Tageshöchstmenge
  - Genaue Indikationsstellung

Medizinische Pflege

- Vitalwertkontrolle
- Medikamentengabe
- Verbandwechsel

Vitalwerteblatt

- Blutdruck
- Puls
- Temperatur

Wunddokumentationsbogen

- Wundbeobachtung:
  - Größe
  - Wundrand, Wundumgebung
  - Wundgrund, Taschenbildung
  - Wundexsudation, Wundschmerz
  - Infektionszeichen
- Durchgeführte Maßnahmen:
  - Wundspülung, Wundreinigung
  - Wundversorgungsmaterial

Schmerzerfassungsbogen

- Ermittelte Schmerzintensität
- Ort
- Dauer

Schmerzverlaufsbogen

- Ermittelte Schmerzintensität
- Begleiterscheinungen
- Schlafverhalten
- Beeinträchtigungen

Pflegebericht

Was habe ich beobachtet?

Beobachtbare Symptome

- Art der Verletzung
  - Stumpfes Trauma
  - Gehirnerschütterung
  - Fraktur

Äußerungen des Patienten/Bewohners:

- „Mir tut die Verletzung weh."
- „Ich bin ganz benommen."
- „Ich fühle mich unwohl."
- Unsicherheit
- Kraftlosigkeit

Was habe ich getan?

- Für Schmerzlinderung gesorgt, z. B. durch Kühlung, Lagerung, Medikamente

Wie haben die Maßnahmen gewirkt?

- Patient/Bewohner hat weniger Beschwerden durch die Verletzung

Formulierungsbeispiel

Beim Auf-die-Toilette-Gehen hingefallen. Am Hinterkopf Platzwunde, starke Blutung. Wunde bereits genäht. War ganze Zeit bei Bewusstsein, hat keine Kopfschmerzen.

Übergabe

- **Überprüfungsintervall:** Festlegen, wann nach Patient/Bewohner zu sehen ist
- **Weiterführende Maßnahmen für die nächste Schicht:** Vitalzeichenkontrolle; Information der Angehörigen, Betreuer, Bezugspersonen
- **Arztanordnungen:** ggf. Medikamentenänderung, Arzt über Verlauf informieren, ggf. Krankenhauseinweisung vorbereiten, Überleitungsbogen

Kommunikation Pflege – Arzt

- Arzt informiert
- Fragen/Mitteilungen an Arzt
- Mitteilungen/Anordnungen vom Arzt

Ärztliches Verordnungsblatt

- Ggf. verstopfungsfördernde Medikamente absetzen bzw. pausieren
- Für Abführmittel, Einlauf bzw. Klistier festlegen lassen
  - Einzeldosis
  - Tageshöchstmenge
  - Genaue Indikationsstellung

Medizinische Pflege

- Medikamentengabe
- Klistier bzw. Einlauf

Bilanzierungsbogen

- Einfuhr:
  - Getränke
  - Flüssige Speisen, z. B. Suppe
  - Sondernahrung, z. B. Astronautenkost
  - Sondenkost
  - Tee bzw. Wasser zum Sondenspülen
  - Infusionen, z. B. s. c.
- Ausfuhr:
  - Urin (ggf. Inkontinenzprodukte wiegen)
  - Durchfall (ggf. Inkontinenzprodukte wiegen)
  - Sekrete in Drainagen
  - Blut bei starken Blutungen

Stuhlprotokoll

- Zeitpunkt
- Menge
- Konsistenz
- Begleiterscheinungen (z. B. Schmerzen) bei der Stuhlentleerung

Pflegebericht

Was habe ich beobachtet?

Beobachtbare Symptome:

- Abwehrspannung Bauch
- Vermehrte/verminderte Darmgeräusche
- Dauer der Verstopfung
- Familiäre Disposition
- Erkennbare Ursachen für Verstopfung
  - → Dehydratation
  - Psychische Probleme
  - Opioidtherapie
  - Zustand nach Operation/Narkose
  - Immobilität

Äußerungen des Patienten/Bewohners:

- „Mir tut der Bauch so weh."
- „Ich halte das nicht mehr aus."
- Angst, Unsicherheit
- Sorgen
- Ekel

Was habe ich getan?

- Buttermilch zu trinken gegeben
- Viel zu trinken angeboten
- In Wasser eingelegte Trockenpflaumen gegeben
- Bauchmassage im Uhrzeigersinn durchgeführt
- Bewohner zur Bewegung und Gymnastik angeregt

Wie haben die Maßnahmen gewirkt?

- Stuhlgang

Formulierungsbeispiel
Starke Bauchschmerzen wegen Verstopfung. Leinsamen zum Frühstück, bis jetzt noch kein Erfolg.

Übergabe

- **Überprüfungsintervall:** Festlegen, wann nach Patient/Bewohner zu sehen ist
- **Weiterführende Maßnahmen für die nächste Schicht:** Vitalwertkontrolle; Information, Beratung und Schulung von Patient/Bewohner, Angehörigen, Betreuer, Bezugspersonen
- **Arztanordnungen:** ggf. Bedarfsmedikation, Arzt über Verlauf informieren, Krankenhauseinweisung vorbereiten, Überleitungsbogen

→ Abhängigkeit, Entzugssymptome
→ Dehydratation
→ Demenz

Kommunikation Pflege – Arzt

- Arzt informiert
- Fragen/Mitteilungen an Arzt
- Mitteilungen/Anordnungen vom Arzt
- Bereitschaftsarzt, Notarzt, Krankenwagen
- Ggf. Einweisung in Klinik

Ärztliches Verordnungsblatt

- Entsprechende Medikamente ansetzen (regelmäßig oder als Bedarfsmedikation)
  - Applikationsform
  - Vollständiger Medikamentenname
  - Dosierung mit tageszeitlicher Zuordnung
- Für Bedarfsmedikation festlegen lassen
  - Einzeldosis
  - Tageshöchstmenge
  - Genaue Indikationsstellung
- Verwirrtheit auslösende Medikamente absetzen oder pausieren

Medizinische Pflege

- Vitalwertkontrolle
- Medikamentengabe

Vitalwerteblatt

- Blutdruck
- Puls
- Temperatur
- Blutzucker
- Flüssigkeitsbilanz

Cohen-Mansfield-Skala

→ Aggressivität

Mini-Mental-Status-Test

- Orientierung
- Merkfähigkeit
- Aufmerksamkeit und Rechenfähigkeit
- Erinnerungsfähigkeit
- Sprache

Sturzrisikoerfassungsbogen

- Ermitteltes Sturzrisiko

Pflegebericht

Was habe ich beobachtet?

Beobachtbare Symptome:

- Erinnerungsvermögen gemindert oder fehlt
- Zeitliche, örtliche und situative Orientierung sowie Orientierung zur Person schlecht oder fehlt
- Unruhe
- Laufunruhe
- Niedergeschlagenheit
- Essstörung
- Schlafstörung
- Zeitgitterstörung
- Fühlt sich verfolgt oder bedroht

Äußerungen des Patienten/Bewohners:

- Unsicherheit
- Unzusammenhängende Sätze
- Nicht adäquate Antworten
- Sagt oder fragt immer das Gleiche
- Angst
- Ratlosigkeit
- Wunsch, woanders zu sein
- Wohlbefinden/Unwohlsein

Was habe ich getan?
- Validierende Gespräche geführt
- Orientierungshilfe gegeben
- Basale Stimulation angewendet

Wie haben die Maßnahmen gewirkt?
- Patient/Bewohner ist ruhiger

Formulierungsbeispiel

Herr S. hat heute mehrere Male eine Geschichte aus seiner Kindheit erzählt, so, als wäre sie erst gestern passiert. Er nimmt an, dass er noch ein kleiner Junge ist.

Übergabe
- **Überprüfungsintervall:** Festlegen, wann nach Patient/Bewohner zu sehen ist
- **Weiterführende Maßnahmen für die nächste Schicht:** Vitalzeichenkontrolle; Information der Angehörigen, Betreuer, Bezugspersonen
- **Arztanordnungen:** Arzt fortlaufend informieren, ggf. Krankenhauseinweisung

→ Hämatom
→ Schmerzen
→ Verletzung

Pflegebericht

Was habe ich beobachtet?

Beobachtbare Symptome:

- Patient/Bewohner:
  - Empfindet Kälte/Wärme als angenehm
  - Empfindet Kälte/Wärme als unangenehm
  - Entspannt/verspannt sich
  - Bewegungsmöglichkeit steigt
- Äußerungen des Patienten/Bewohners:
  - „Das tut richtig gut."
  - „Das kann ich leider nicht vertragen."
  - Unsicherheit
  - Wohlbefinden

Was habe ich getan?

- Wärmflasche, Wärmkissen aufgelegt
- Coolpack aufgelegt

Wie haben die Maßnahmen gewirkt?

- Schmerzlinderung
- Abschwellung

Formulierungsbeispiel

Wärmeflasche erhalten, war angenehm. Bauchschmerzen sind besser.

Übergabe

- **Überprüfungsintervall:** Festlegen, wann die Kälte-/Wärmeanwendung überprüft werden soll
- **Weiterführende Maßnahmen für die nächste Schicht:** Information, Beratung und Schulung von Patient/Bewohner, Angehörigen, Betreuer, Bezugspersonen

Pflegebericht

Was habe ich beobachtet?

Beobachtbare Symptome:

- Patient/Bewohner:
  - Empfindet Wickel/Auflage als angenehm
  - Empfindet Wickel/Auflage als unangenehm
  - Entspannt/verspannt sich
  - Bewegungsmöglichkeit steigt

Äußerungen des Patienten/Bewohners:

- „Das tut richtig gut."
- „Das kann ich leider nicht vertragen."
- Unsicherheit
- Wohlbefinden

Was habe ich getan?

- Wickel aufgelegt
- Auflage angelegt

Wie haben die Maßnahmen gewirkt?

- Fieber geht zurück
- Husten lässt nach
- Schmerzen nehmen ab

Formulierungsbeispiel

Bauchwickel als angenehm empfunden. Hat ihn nur 10 Minuten haben wollen, weil er dann wieder aufstehen wollte.

Übergabe

- **Überprüfungsintervall:** Festlegen, wann die Wickel/Auflagen überprüft werden sollen
- **Weiterführende Maßnahmen für die nächste Schicht:** Information, Beratung und Schulung von Patient/Bewohner, Angehörigen, Betreuer, Bezugspersonen

→ Fieber
→ Husten
→ Schmerzen

Kommunikation Pflege – Arzt

- Arzt informiert
- Fragen/Mitteilungen an Arzt
- Mitteilungen/Anordnungen vom Arzt
- Bereitschaftsarzt, Notarzt, Krankenwagen
- Ggf. Einweisung in Klinik

Ärztliches Verordnungsblatt

- Schmerzmedikamente ansetzen (regelmäßig oder als Bedarfsmedikation)
  - Applikationsform
  - Vollständiger Medikamentenname
  - Dosierung mit tageszeitlicher Zuordnung
- Für Bedarfsmedikation festlegen lassen
  - Einzeldosis
  - Tageshöchstmenge
  - Genaue Indikationsstellung

Medizinische Pflege

- Vitalwertkontrolle
- Medikamentengabe

Vitalwerteblatt

- Blutdruck
- Puls
- Temperatur

Wunddokumentationsbogen

- Entstehungsdatum, Entstehungsort
- Schmerzen
- Wundart: mechanisch (Stich-/Quetschwunde), thermisch, chemisch
- Größe, Tiefe, Lokalisation
- Art der Wundbehandlung (trockene/feuchte Wundbehandlung, Debridement)
- Wunde (mit Naht, ohne Naht, geklammert)
- Wundversorgung
- Drainage/n
- Wundauflage
- Wundheilungsphase (Reinigungs-, Granulations-, Epithelisierungsphase)
- Wundränder, Sekretion
- Septische Wunde
- Allgemeinzustand
- Entzündungszeichen
- Tetanusimpfschutz

Schmerzerfassungsbogen

- Ermittelte Schmerzintensität
- Ort
- Dauer

Schmerzverlaufsbogen

- Ermittelte Schmerzintensität
- Begleiterscheinungen
- Schlafverhalten
- Beeinträchtigungen

Pflegebericht

Was habe ich beobachtet?

Beobachtbare Symptome:

- → Wunddokumentationsbogen

Äußerungen des Patienten/Bewohners:

- „Die Wunde tut sehr weh."
- „Hoffentlich heilt das wieder zu."
- Unsicherheit

Was habe ich getan?

- Erste Hilfe angewendet
- Wunde steril abgedeckt

Wie haben die Maßnahmen gewirkt?

- Wundheilung fortgeschritten
- Weniger Exsudat
- Wundgeruch ist deutlich weniger
- Ödem rückläufig
- Bewohner bewegt sich öfter/mehr

Formulierungsbeispiel

Wegen der Wunde an der Brust sehr verunsichert, v. a., da diese so riecht und nicht heilt.

Übergabe

- **Überprüfungsintervall:** Festlegen, wann nach Patient/Bewohner zu sehen ist
- **Weiterführende Maßnahmen für die nächste Schicht:** Bewegungs-/Lagerungsintervalle festlegen und umsetzen; Heilmittelversorgung unverzüglich umsetzen; Vitalzeichenkontrolle; Information der Angehörigen, Betreuer, Bezugspersonen
- **Arztanordnungen:** Wundversorgung, Wundauflagen, Kompressionstherapie, ggf. Medikamentenänderung, Arzt über Verlauf informieren, ggf. Krankenhauseinweisung vorbereiten, Überleitungsbogen

→ Schmerzen
→ Verletzung
→ Wunde

Kommunikation Pflege – Arzt
- Arzt informiert
- Fragen/Mitteilungen an Arzt
- Mitteilungen/Anordnungen vom Arzt
- Wundversorgung
  - Wechselintervalle
  - Verbandmaterial, z. B. feuchte Wundbehandlung
  - Zusätze (Kompressionsverband, Ruhigstellung)

Ärztliches Verordnungsblatt
- Schmerzmedikamente (regelmäßig oder als Bedarfsmedikation vor den Verbandwechseln)
  - Applikationsform
  - Vollständiger Medikamentenname
  - Dosierung mit tageszeitlicher Zuordnung
- Für Bedarfsmedikation festlegen lassen
  - Einzeldosis
  - Tageshöchstmenge

Medizinische Pflege
- Verbandwechsel
- Medikamentengabe

Wunddokumentationsbogen
- Entstehungsdatum, Entstehungsort
- Schmerzen
- Wundart: mechanisch (Stich-/Quetschwunde), thermisch, chemisch
- Größe, Tiefe, Lokalisation
- Art der Wundbehandlung (trockene/feuchte Wundbehandlung, Debridement)
- Wunde (mit Naht, ohne Naht, geklammert)
- Wundversorgung
- Drainage/n
- Wundauflage
- Wundheilungsphase (Reinigungs-, Granulations-, Epithelisierungsphase)
- Wundränder, Sekretion
- Septische Wunde
- Allgemeinzustand
- Entzündungszeichen
- Tetanusimpfschutz

Schmerzerfassungsbogen
- Ermittelte Schmerzintensität
- Ort
- Dauer

Schmerzverlaufsbogen
- Ermittelte Schmerzintensität
- Begleiterscheinungen
- Schlafverhalten
- Beeinträchtigungen

Pflegebericht
Was habe ich beobachtet?

Beobachtbare Symptome:
- Anlass:
  - Routine
  - Verband durchgeblutet/durchtränkt
  - Wundauflage abgegangen
  - Infektionszeichen
- Unruhe
- Angst

Äußerungen des Patienten/Bewohners:
- „Hoffentlich tut es nicht weh."
- „An der Stelle hält nichts."
- Angst
- Sorgen

Was habe ich getan?
- Verbandwechsel nach ärztlicher Anordnung durchgeführt

Wie haben die Maßnahmen gewirkt?
- Wundheilung schreitet voran
- Patient/Bewohner fühlt sich wohl

Formulierungsbeispiel
Wunde sieht deutlich besser als vorgestern aus.

Übergabe
- **Überprüfungsintervall:** Festlegen, wann Verband zu kontrollieren ist
- **Weiterführende Maßnahmen für die nächste Schicht**: Information, Beratung und Schulung von Patient/Bewohner, Angehörigen, Betreuer, Bezugspersonen

→ Mundpflege
→ Mundschleimhaut
→ Schmerzen

Pflegenachweis
- Zahnpflege/Mundpflege

Pflegebericht

Was habe ich beobachtet?

Beobachtbare Symptome:
- Eigene Zähne
- Zustand der Zähne:
  - Gut gepflegt
  - Teils abgebrochen
  - Ruinen
  - Verfärbt
  - Verfault
  - Zahnstein
- Zahnprothesen:
  - Vollprothese oben und/oder unten
  - Teilprothese oben und/oder unten
- Prothesen wird getragen
- Akute Probleme:
  - Zahnschmerzen
  - Schlechter Sitz der Prothese
  - Druckstellen
  - Ablehnung der Prothese
- Letzte zahnärztliche Kontrolle
- Sozialer Rückzug

Äußerungen des Patienten/Bewohners:
- „Ich habe noch alle Zähne."
- „Ich brauche noch kein Gebiss."
- „Ich hatte schon früh eine Teilprothese."
- „So eine Prothese ist sehr teuer."
- „Ich hatte noch nie eine Prothese und kann mich nicht daran gewöhnen."
- „Zahnschmerzen ist das Schlimmste was ich mir vorstellen kann."
- „Ich gehe nicht gerne zum Zahnarzt."
- „Ich gehe regelmäßig zum Zahnarzt."

Formulierungsbeispiel

Zahnschmerzen rechter Backenzahn oben, schon seit einer Woche. Heute aber besonders schlimm. Zahnarzttermin ausgemacht für nächsten Dienstag.

Kommunikation Pflege – Arzt

- Arzt informiert
- Fragen/Mitteilungen an Arzt
- Mitteilungen/Anordnungen vom Arzt

Ärztliches Verordnungsblatt

- Entsprechende Medikamente ansetzen (regelmäßig oder als Bedarfsmedikation)
  - Applikationsform
  - Vollständiger Medikamentenname
  - Dosierung mit tageszeitlicher Zuordnung
- Für Bedarfsmedikation festlegen lassen
  - Einzeldosis
  - Tageshöchstmenge
  - Genaue Indikationsstellung
- Ggf. gerinnungshemmende Medikamenten absetzen oder pausieren

Medizinische Pflege

- Medikamentengabe

Pflegenachweis

- Waschen ganz/Teilwaschung VÜ, TÜ, A
- Umkleiden VÜ, TÜ, A
- Mundpflege VÜ, TÜ, A

Pflegebericht

Was habe ich beobachtet?

Beobachtbare Symptome:

- Leichte Blutung
- Starke Blutung
- Weitere Blutungszeichen wie Nasenbluten oder Hämaturie
- Entzündung des Zahnfleisches

Äußerungen des Patienten/Bewohners:

- Angst
- Ekel
- Sorgen

Was habe ich getan?

- Mundspülen mit Eiswasser
- Mundspülen mit Mundwasser

Wie haben die Maßnahmen gewirkt?

- Blutung ist weniger geworden

Formulierungsbeispiel

Starkes Zahnfleischbluten beim Zähneputzen. Tochter bringt weichere Zahnbürste mit.

Übergabe

- **Überprüfungsintervall:** Festlegen, wann nach Patient/Bewohner zu sehen ist
- **Weiterführende Maßnahmen für die nächste Schicht:** sanfte Zahnpflege

→ Mundpflege
→ Mundschleimhaut
→ Schmerzen

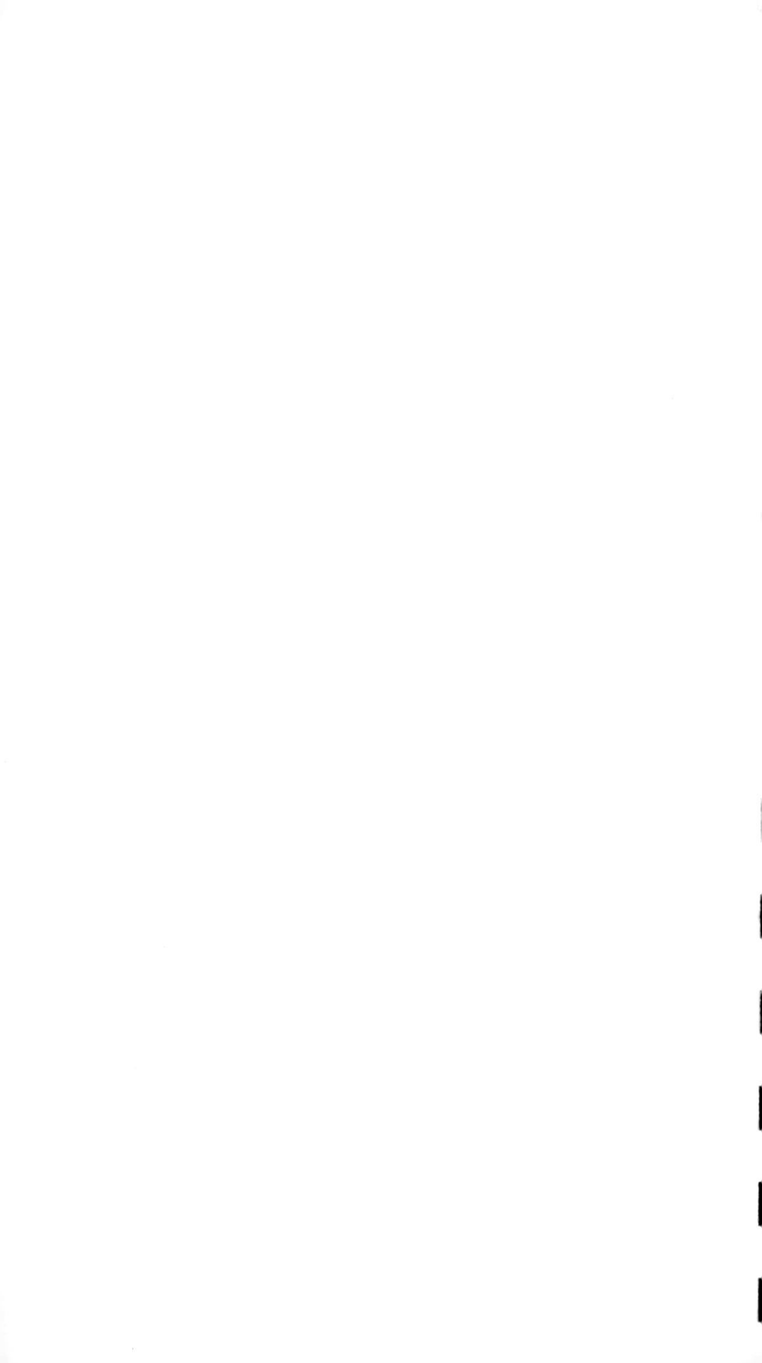

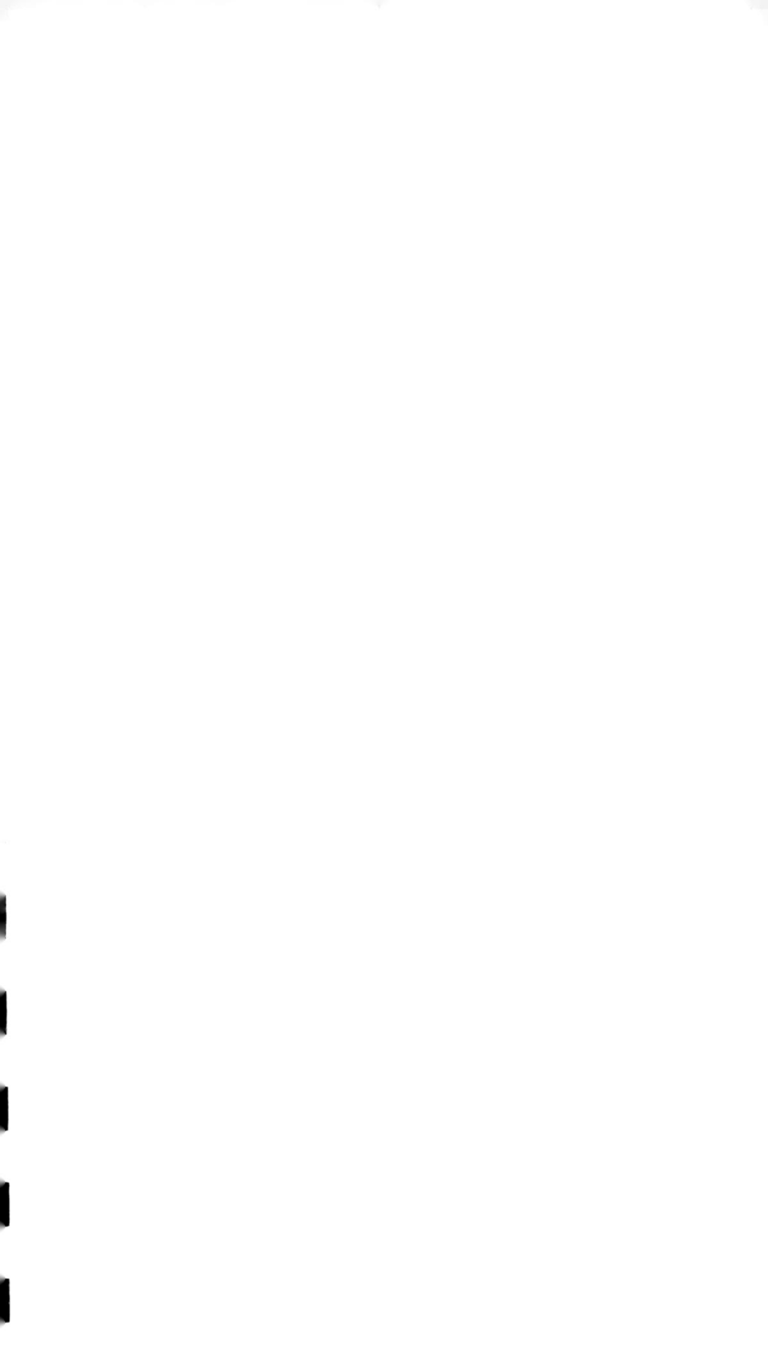